吃对三餐

降尿酸
远离痛风

主 编 张 晔｜解放军 309 医院营养科前主任

副主编 史文丽｜中国康复研究中心北京博爱医院 临床营养科副主任营养师

沈婷婷｜中国注册营养师

中国纺织出版社有限公司

U0217077

图书在版编目（CIP）数据

吃对三餐降尿酸：远离痛风 / 张晔主编 . -- 北京：
中国纺织出版社有限公司，2020.2（2024.1重印）
ISBN 978-7-5180-6391-8

Ⅰ . ① 吃… Ⅱ . ① 张… Ⅲ . ① 痛风 - 食物疗法
Ⅳ . ① R247.1

中国版本图书馆 CIP 数据核字（2019）第 147216 号

主 编　张 晔
副主编　史文丽　沈婷婷
编委会　张 晔　史文丽　沈婷婷　石艳芳　张 伟
　　　　石 沛　赵永利　王艳清　姚 莹

责任编辑：樊雅莉　　责任校对：江思飞　　责任印制：王艳丽

中国纺织出版社有限公司出版发行
地址：北京市朝阳区百子湾东里 A407 号楼　邮政编码：100124
销售电话：010 - 67004422　传真：010 - 87155801
http://www.c-textilep.com
中国纺织出版社天猫旗舰店
官方微博 http://weibo.com/2119887771
天津千鹤文化传播有限公司印刷　各地新华书店经销
2020 年 2 月第 1 版　2024 年 1 月第 7 次印刷
开本：710×1000　1/16　印张：12
字数：178 千字　定价：49.80 元

前言

关于痛风的记载，最早出现在我国南北朝的医学典籍里，因其疼痛来的快如疾飞，故名为痛风。痛风被称为"王者之病，疾病之王"，这也形象地道出了痛风发病的主要原因及发作之后给患者带来的巨大痛苦。

那么，来势凶猛的痛风到底是由什么引起的？

大部分严重的疾病都不是一下子就形成的，而是日积月累终成顽疾。不良的生活习惯是滋生疾病的关键所在，而其中不良的饮食习惯有着至关重要的影响。饮食养人，也可能会伤人于无形。

如今，人们的生活水平提高了，肉类和海鲜的摄入量严重超标，容易导致体内尿酸水平高。尿酸高了，容易长小结石，聚集在身体的关节处如指关节等。因此，痛风在急性发作期，剧烈的疼痛会导致人行动、入睡困难，时间长了，整个关节都会变形，形成杵状指，给生活带来很大的困扰。

痛风属于代谢性疾病，与糖尿病、高血压等都存在一个共同特点，用一个形象的比喻来形容，就是："遗传因素将子弹上膛，环境因素扣动扳机。"就算遗传因素注定了您是易患高尿酸和痛风的人，如果您能养成吃对吃好、迈开腿的良好生活习惯，避免其他引起尿酸增高的危险因素，痛风这个"麻烦

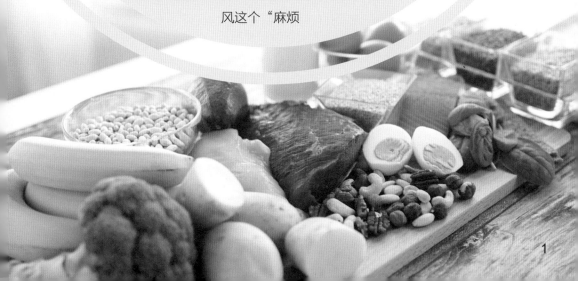

制造者"就不会在半夜来敲您的门。

本书的重点就是告诉读者如何从饮食着手来控制尿酸，并全面介绍适合痛风患者食用的食物。这些食物嘌呤含量少，不仅能从源头上控制尿酸生成，还能促进尿酸排泄，使尿酸无机可乘。

对痛风患者来说，控制尿酸很重要，但也不能因此把所有的焦点都聚集在控制尿酸上，致使其他营养物质得不到有效摄入。所以，本书也介绍了痛风患者宜少量补充的食物，在避免尿酸过多摄入的同时，帮助痛风患者构建强大的抵抗力，为健康保驾护航。

此外，本书还为痛风急性期、缓解期及痛风各种合并症患者量身定制了三餐调养方案，相信痛风患者能通过这些日常饮食方案，有效控制病情，补养身体，成为痛风养生达人！

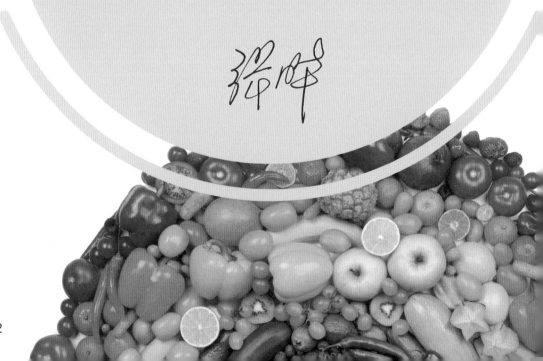

目录

CONTENTS

扫一扫，看视频

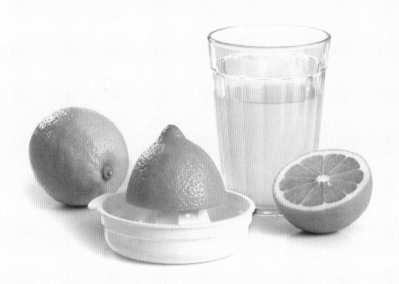

第1章　认识痛风

牢记饮食总原则，
远离痛风

第2章

一日三餐这样吃，
尿酸平稳不飙升

第3章

第4章 选对食物，让尿酸恢复常态

谷薯杂豆
放心吃的低嘌呤类

肉蛋海产类
放心吃的低嘌呤类

适量吃的中嘌呤类

水果类
放心吃的低糖水果

适量吃的中糖水果

为痛风患者量身定制的
三餐方案

附录

第1章

认识痛风

痛风青睐哪些人

扫一扫，看视频

痛风"重男轻女"

高尿酸血症有明显的性别差异，男性多于女性，男性患者与女性患者的比例为20∶1。从发病人群来看，痛风更青睐中年男性。男性患者血尿酸值通常高于女性，而且同样尿酸水平的患者中，男性痛风的发生率也明显高于女性。这无疑和很多中年男性应酬多，喜饮酒、爱吃肉，习惯大吃大喝有关。

绝经期后的女性也要小心

女性痛风多发生在绝经期后，国外研究显示这可能与雌激素水平下降有关。绝经后女性如果伴有肥胖、高血压、饮酒等情况，痛风的发生率往往明显升高。

痛风患者多为中老年人

40～50岁是高尿酸血症、痛风的高发年龄段。中老年人容易患动脉粥样硬化、高血压、糖尿病、肾病等疾病，这些疾病容易导致肾脏功能下降。而且治病所使用的药物，如噻嗪类降压药等，容易产生不良反应，会引起尿酸值升高。

大约有80%的高尿酸血症患者同时患有肥胖、高血压、高脂血症、糖尿病、肾病等疾病。

年轻化是个大问题

原本以为是中老年人才容易得的痛风，目前出现了年轻化的趋势，二三十岁都有很多人跟高尿酸血症或痛风"相依为伴"了，为何会出现这种情况呢？

饮食结构不健康	饮食结构不健康、不科学，经常吃高嘌呤的食物，是痛风年轻化的因素。看看周围 20 ～ 40 岁的年轻人都在吃什么：大量饮酒，嗜好吃肉、动物内脏及海鲜。
肥胖者增多	临床发现，40 岁以下的痛风患者中，约 85% 的人体重超标，而血尿酸水平与体重指数呈正相关。近十多年来，我国年轻人中的肥胖人数也在向欧美靠近，加上多数人起居不规律，体力活动越来越少，势必造成体内血尿酸的增加，长期下去，痛风的发生也就在意料之中了。
与痛风相关的疾病增多	年轻人血脂异常，高血压、心血管疾病、糖尿病等逐渐增多，这些疾病和痛风有密切的关系，而且都与饮食结构密切相关。它们会通过不同机制影响尿酸的代谢。如体内甘油三酯的升高会影响嘌呤代谢，阻止尿酸从肾脏排泄。

高尿酸血症

痛风发病前有漫长的高尿酸血症病史。单纯高尿酸血症患者中，有 5% ～ 15% 可能转化为痛风

肥胖

肥胖会引起内分泌系统紊乱，可能导致血尿酸浓度增高。研究发现，痛风患者的平均体重超过标准体重 17.8%

"三高"

痛风常合并肥胖、糖尿病、高血压及高脂血症。因此，已患有"三高"的人群应当格外注意

家族遗传

痛风是一种会遗传的疾病，我国有痛风家族史的人，遗传发病率为 5% ～ 25%

专家指导

切忌高嘌呤饮食

食物中的嘌呤绝大部分都会转化为尿酸，故饮食对尿酸水平的影响很明显。此外，长期大量饮酒，也可导致血尿酸增高和体内乳酸堆积，诱发痛风性关节炎急性发作。

为什么有些人会"躺枪"

扫一扫，看视频

很多人认为"痛风都是吃出来的"，事实上，痛风与饮食的确密切相关，但有些人不吃海鲜、不喝啤酒，也得了痛风，这是怎么回事？

痛风是一种会遗传的疾病，即存在先天因素。英国痛风家族发病率为38%～80%；而在美国有6%～22%的痛风患者有家族史。我国有家族遗传史的痛风患者为10%～25%，近亲中有10%～25%患有高尿酸血症。

人体中的嘌呤在代谢时需要各种酶的参与，当遗传基因缺损或异常时，酶不能正常发挥作用，嘌呤就会出现代谢异常，从而可能引发高尿酸血症和痛风。嘌呤代谢异常的原因主要包括下面三点。

PRPP 合成酶活性亢进症导致

这是一种由遗传基因曲线导致的磷酸核糖焦磷酸（PRPP）合成酶活性增强、嘌呤生成过剩的疾病，它会引起高尿酸血症及痛风。儿童及青少年痛风患者可能存在这种先天性缺陷。

HGPRT 缺乏症导致

由于次黄嘌呤－鸟嘌呤磷酸核糖转移酶（HGPRT）缺乏导致嘌呤生成过剩，从而引发高尿酸血症及中枢神经异常。该症是 10 岁以下痛风患者的病因之一。

APRT 缺乏症导致

人体如果缺乏腺嘌呤磷酸核糖转移酶（APRT），肾脏就会受到损害，产生尿路结石。该症患者的年龄范围很广，上至老年人，下至婴幼儿。

专家指导

家里有人患痛风，你不一定就得痛风，但概率要高于一般人

研究发现，高尿酸血症和痛风呈家族聚发倾向。这可能有两种原因：一是环境因素，因为同一家庭的人饮食和生活习惯很相近；二是遗传因素，痛风发病与遗传有关。常见的遗传类型有 X 连锁隐性遗传、常染色体隐性遗传和多基因遗传等，其中大多数与复杂的多基因遗传有关。痛风虽有家族高发的可能，但并不等于说父辈有痛风后代就一定得痛风。但在一级亲属关系中，若有 2 例痛风患者，那么这个家族中痛风患者的下一代患该病的概率可达 50%。因此，建议痛风患者的后代在成年后定期检查，提早预防。

痛风的四大分期

痛风是终身性疾病，病情发展全过程可分为以下四期。

第一期：无症状的高尿酸血症

在此时期患者除了血尿酸升高外，并未出现关节炎、痛风石或泌尿系统结石等临床症状。无症状的高尿酸血症可能一生都会存在，但也可能会转变成急性痛风关节炎或肾结石。

第二期：急性痛风性关节炎

此时期患者的血尿酸持续性增高，导致急性痛风性关节炎突然发作，在病发的早期较常侵犯单一关节，其中约有半数发生于单侧第一跖趾关节（即大脚趾根部），痛风疼痛部位包括趾、脚背、脚踝、脚跟、膝、腕、手指和肘等，但其他部位也会发作。

疼痛会在几天或数周内自动消失，疼痛消失后，看起来关节的炎症消除了，实际上尿酸结晶并没有消失，关节会渐渐变得肿胀僵硬、屈伸不利。

第三期：发作间期

痛风发作间期是指患者症状消失期间，即临床上患者未出现任何症状。发作间期长短不等，可能会持续一两天至几周，约7%的患者很幸运，他们的痛风会自然消退，不再有症状，但是大多数患者会在1年内复发。反复发作后倾向于多关节性，发作较严重，发作期较长，且伴随着发热。

第四期：痛风石与慢性痛风性关节炎

此时期患者关节畸形及功能障碍日益严重，痛风石增多，体积增大，易破溃，流出白色尿酸盐结晶。尿酸盐不断沉积到肾脏，形成肾结石等，临床出现浮肿、少尿、蛋白尿、夜尿增多、高血压、贫血等痛风症状，提示肾功能受到损害并明显减退。病情进一步发展，则出现不易逆转的肾衰竭而危及生命。

痛风石长在哪里

扫一扫，看视频

如果尿酸长期处于高水平，尿酸也会沉积在软组织中，形成一些小结节（小如芝麻，大如鸡蛋），即痛风石。痛风石可以发生于身体各处，以脚趾、手指、肘部以及耳朵等部位最为常见，不仅影响美观，还可导致严重的畸形，影响关节活动。痛风石是疾病进入严重状态的警戒信号，一定要足够重视。

耳廓	>	痛风石有个"小别墅"，经常跑去"度假"，那就是耳廓，不少患者首先发现痛风结节的部位是这里
眼睑	>	眼睑出现明显的可移动黄色结节，体积逐渐增大会影响视力
肘关节	>	为较大的关节部位，算得上是痛风石的"宜居环境"
手背	>	结节越长越大，会把皮肤"撑破"，流出牙膏一样的尿酸盐结晶
手指关节	>	严重者关节出现畸形，屈伸活动受限
掌指关节	>	掌指出现无痛性黄白色赘生物

腕关节	>	可造成肘关节伸不直
胆囊	>	痛风石也可见于消化道，如胆囊、胆管等处
肾	>	痛风石可沉积于肾脏，损害肾功能，严重者可发展成尿毒症
输尿管及膀胱	>	是尿酸的出口部位，容易出现尿酸盐的沉积
膝关节	>	可引起慢性痛风性关节炎和关节畸形
踝关节	>	导致足踝关节出现肿胀疼痛且皮肤发红
足背	>	触摸足背的肿胀部位，可以触到像"石头"一样的小硬块
跖趾关节	>	60% ～ 70% 的痛风第一次发作都在大脚趾根部（第一跖趾关节）
脚掌	>	出现粒状或球状的凸起，严重时影响行走

痛风的检查及指标

对痛风患者来说，能否早期发现痛风并及时治疗，是决定预后的关键。掌握痛风的实验室检查及指标，可以帮助患者及早进行调整和治疗，对提高疗效、缩短治疗时间、减轻病痛非常有益。

血尿酸测定

目前国内外普遍采用尿酸酶法测定。该方法利用尿酸酶还原尿酸的比色法进行测定，特异性较高。据统计，血尿酸值在我国正常男性为178～416微摩尔/升（3～7毫克/分升），正常女性为148.5～356微摩尔/升（2.5～6毫克/分升）。未经治疗的痛风病人血尿酸多数升高，继发性痛风较原发性痛风升高更为明显。

测定血尿酸时应注意以下几点：

应在清晨空腹状态下抽血送检，必要时在病人抽血前一天避免高嘌呤饮食并禁止饮酒。

抽血前停用影响尿酸排泄的药物，如水杨酸酶类药物、降压药及利尿剂等，应至少停药5天。

抽血前应避免剧烈运动，如奔跑或快速登高等。

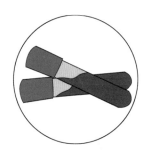

由于血尿酸呈波动性，故一次血尿酸测定正常不能完全否定血尿酸增高，如临床有可疑处，应重复检查。

尿尿酸测定

尿尿酸测定是反映肾小管对尿酸重吸收和分泌功能的一项检查，在临床上可用以判断高尿酸血症是由于尿酸生成过多还是尿酸排泄减少引起，或是两者兼有。另外，尿尿酸测定对于选择治疗药物及检测治疗效果都有一定的指导作用。

在进食低嘌呤饮食5天后，正常人24小时尿尿酸测定结果应低于600毫克，或常规饮食时24小时尿尿酸应小于1000毫克。如果血尿酸升高，而24小时尿尿酸小于600毫克，则为尿酸排泄不良型，否则可能是产生过多型，严格区别两者对治疗有一定价值。

检测24小时尿尿酸时应注意一下几点：

> 需明确有无必要做此项检查。患者如有肾功能减退、尿路梗阻、大量肾盂积水、尿潴留、排尿不畅等症状，尿尿酸的测定会受到影响，因此没必要做此项检查。

> 留取24小时尿液。将第一天早晨7时（将膀胱排空，然后留尿，此时算作24小时的起点）直到第二天早晨7时的尿液（应包括早晨起床时的第一次小便，即晨尿）全部留下，缺一不可。将全部尿液收集在一个容器内，用量杯或其他计量器将所有尿液混匀后，取200毫升左右尿液到医院实验室进行pH值定性实验及24小时尿尿酸定量检测。

留尿前5日应停用一切对尿酸排泄有影响的药物，例如阿司匹林、保泰松、利尿剂等，同时避免食用高嘌呤食物。

留尿前1日及留尿当日应避免剧烈运动和大量出汗。

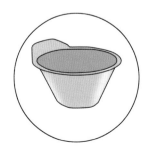

留尿当日应适当饮水，如有腹泻或呕吐应改期检测。

关节滑液检查

痛风性关节炎病人的滑液量增多，外观呈白色而不透亮，黏性低，白细胞数常超过 $5.0 \times 10^9/$ 升，中性粒细胞超过 75%。最具特征性的是在偏光显微镜下，可见到被白细胞吞噬的活游离的尿酸结晶，该结晶呈针状，并有负性双折光现象，这一现象在关节炎急性期的阳性率为 95%。

关节滑液检查应注意以下几点：

孕妇不宜。

检查时放松心情，在医院的安排下进行检查。

X 线检查

早期急性关节炎时，仅受累关节周围软组织肿胀。反复发作时，可在软组织内出现不规则团块状致密阴影，即痛风结节。在痛风结节内可有钙化影，即痛风石。由于痛风石在软骨的沉积，可造成软骨破坏、关节间隙狭窄和关节面不规则。

病程较长者，在关节边缘可见偏心性半圆形骨质破坏，较小的似虫噬状，随着病情发展，逐渐向中心扩展，形成缺损。

做 X 线检查时应注意以下几点：

做 X 线检查前 2 天不要服用含铁、碘、钠、银等药物。

检查前应禁饮食 10 小时以上，如早 8 点开始检查，被检查者在检查前一日晚 10 点后不应再进食和饮水。

除去金属性物质的衣物，检查时要处于深吸气的静止状态。

痛风能根治吗

痛风是一种古老的疾病，多发于帝王将相和达官显贵，故素有"富贵病"之称。一旦得了痛风，就是终身性疾病，无法根治，但可以通过医学治疗、日常饮食、适当运动等降低血尿酸水平，控制痛风发作，保证生活质量，延长寿命。

药物控制

1 "两害相权取其轻"，不要认为治疗痛风的药物对肝肾毒性大而选择不吃，因为痛风本身对机体的损伤要远大于药物的副作用。

2 如果尿酸高，即使关节不痛，也需要及时求医问药，使身体恢复常态。因为长期高尿酸血症可导致肾脏及其他器官慢性损伤，最终导致尿毒症、糖尿病、冠心病、脑卒中等严重并发症。

适当运动

1 有氧运动最适合痛风患者，如限制时间的快走、匀速慢跑、原地节奏跑、太极拳、跳绳、游泳、篮球等。这些运动有助于保护关节，很适合痛风患者，尤其是心功能不好的痛风患者锻炼身体。不过痛风患者做这些运动应循序渐进，可从散步开始，逐步过渡到做操等。

需要强调的是，剧烈运动、锻炼过度会使体内乳酸增加，抑制肾脏排泄尿酸，诱使痛风急性发作。消耗体力过多的项目，如快跑、足球等，皆不适宜。

2 运动多伴随着体内水分的流失，可间接导致血尿酸浓度的上升，所以痛风患者运动时要注意多喝水。每日至少进行 30 分钟的运动，应当及时补充水分，通常每隔 15 分钟补充 150 ~ 300 毫升水，痛风患者应当控制在 250 ~ 400 毫升，少量多次，小口慢喝，不宜暴饮。

饮食调养

1 多吃低嘌呤食物，适量摄入中嘌呤食物，偶尔进食高嘌呤食物。

2 多吃碱性食物，限制酸性食物。

3 控制总热量，保持理想体重。

痛风患者最关心的问题

痛风石能消失吗?

尿酸盐沉积在皮下聚集形成的结晶,称为痛风石。首次发生的痛风石,经过降尿酸治疗,控制体内尿酸含量,一段时间之内可以消失。对于形成时间较长、体积较大且硬化的痛风石,消失的可能性很小。

尿酸降下来了,痛风会好吗?

痛风患者即使血清尿酸水平控制得很好,也不能随便停药。可先去医院,请医生调药,如果最少的药物都能使尿酸持续长时间达标,停药观察也是有可能的。

痛风患者能喝啤酒吗?

酒精可造成机体内乳酸堆积,影响尿酸排泄。另外,啤酒本身含有大量嘌呤物质,所以,无论是一次大量饮酒,还是长时间少量饮酒,都会导致血清尿酸的升高,诱使痛风发作。因此,不建议痛风患者饮用啤酒。

检查尿酸应注意什么?

严格地说,在抽血的前 3 天应避免吃高嘌呤食物,比如海鲜、动物内脏,并禁止饮酒,避免剧烈运动,如奔跑、快速登楼、负重等,因为剧烈运动可使血尿酸升高。另外,检查前不能随意停药,需先咨询医生。

第2章

牢记饮食总原则，
远离痛风

亲近低嘌呤，适量中嘌呤，偶尔高嘌呤

嘌呤代谢紊乱是痛风发生的根源。据统计，20 ～ 40 岁年龄组的患者发病前，90％有经常大量饮酒和嗜好吃肉、动物内脏、海鲜等富含嘌呤类食物的习惯。痛风及高尿酸血症患者有必要大致了解一下食物的嘌呤含量，这有助于在一日三餐中规避高嘌呤类食物。

食物按嘌呤含量分高、中、低三类

一般来说，正常饮食每日摄入的嘌呤量为800 毫克左右。为预防高尿酸血症，低嘌呤饮食要求控制食物中的嘌呤摄入量，每日不超过 400毫克。当处于痛风急性发作期时，要求更严格，每日允许摄入的嘌呤量应在 150 毫克以下。为了方便读者计算，我们按照食物中的嘌呤含量将生活中的常见食物分为低、中、高三个类别。

通常，我们把每 100 克食物中嘌呤含量小于 25 毫克的食物称为低嘌呤食物，25 ～ 150毫克的称为中嘌呤食物，大于 150 毫克的称为高嘌呤食物。

专家指导

选择谷物类需注意的事项

虽然大多数的谷物类食物嘌呤含量较低，但是不少粗粮和一些精致的点心嘌呤含量也较高，选择时要注意以下两点。
1. 粗细搭配较理想。
2. 黄油类点心（蛋糕、吐司等）不提倡经常食用。

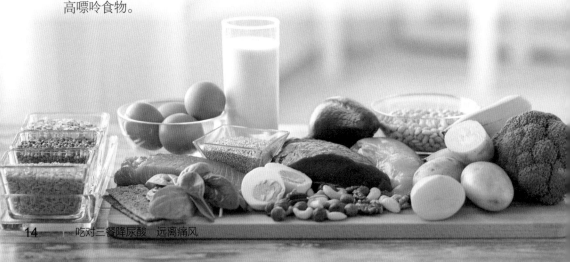

适当多吃低嘌呤食物

食物类别	食物名称
谷类及其制品	大麦、小麦、小米、大米、玉米面、淀粉、面包、面条、饼干、动物胶或琼脂蛋糕等
干果	核桃、杏仁、榛子等
蛋类	鸡蛋、鸭蛋等
水果	哈密瓜、柠檬、橙子、橘子、桃、西瓜、鸭梨、葡萄、菠萝、石榴等
其他	植物油、海藻、海蜇、蜂蜜等

注：每100克食物中嘌呤含量小于25毫克。

而除了低嘌呤食物外，中嘌呤食物也可以食用，但是不能经常占据食谱的主食、主菜位置，尤其是豆类、肉类等。

中嘌呤食物要把握好度

食物类别	食物名称
禽肉	鸡肉、鸭肉、鹌鹑肉、鸽肉等
畜肉	猪瘦肉、牛肉、羊肉等
水产类	草鱼、鲤鱼、鳝鱼、墨斗鱼、虾、螃蟹、鱼丸等
蔬菜	油菜、菜花、韭菜等
豆类及其制品	豆腐、豆浆、扁豆、黑豆、绿豆、豌豆等
菌藻类	金针菇、海带等

注：每100克食物中嘌呤含量为25～150毫克。

所有处于痛风缓解期的患者可从中选用一份动物性食物和一份蔬菜，但食用量不宜过多。

高嘌呤食物：适当加适量

高嘌呤食物是痛风患者绝对要远离的食物。平常人虽然可以进食，但不代表能随便乱吃。否则，体内的尿酸很容易升高。

对待嘌呤含量高的食物，有一个原则就是，"适量"加"适当"："适量"表示嘌呤摄入量不宜多，而"适当"就是进食这些高嘌呤食物时，可以采用余水等适当方法，"过滤"掉一部分的嘌呤。

进食高蛋白质食物的同时，要增加 B 族维生素的摄入

中嘌呤食物中，很大一部分都富含蛋白质，包括动物性蛋白质和植物性蛋白质。在进食这些食物时，要适当增加 B 族维生素的摄入，这样能够推动体内蛋白质、糖、脂肪的代谢，将其转化成热量，被身体利用。B 族维生素可以促进体内多余的尿酸分解为尿素与胺，随尿液排出体外。如果 B 族维生素缺乏，可导致尿酸增多。

高嘌呤类食物有哪些

食物类别	食物名称
禽肉	鹅肉、鹧鸪肉等
畜肉	家畜的脑、心、肾、肝等内脏，肉末、浓肉汁等
水产类	青鱼、鲅鱼、带鱼、鱼子、干贝、贻贝等
其他	黄豆、香菇、啤酒等

注：每 100 克食物中嘌呤含量为 150 ~ 1000 毫克。

因为从饮食中摄入的嘌呤只占人体内嘌呤的一小部分，没有人们想象得那么严重，但也要谨慎，尤其不可以经常大吃特吃易产生嘌呤的饮食，如很多人爱吃的火锅、海鲜等。

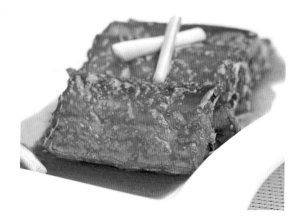

常选碱性食物

根据食物在体内代谢后对体液的不同影响，可将其分为酸性食物、碱性食物和中性食物。含有较多磷、硫、氯等矿物质元素的食物，在体内的代谢产物呈酸性，即为酸性食物，如肉、鱼、蛋等动物性食物；含有较多钠、钾、钙、镁等矿物质元素的食物，在体内的代谢产物呈碱性，即为碱性食物，如蔬菜、水果等植物性食物；而在体内的代谢产物既不偏酸性也不偏碱性的食物，便是中性食物，多数为食品添加剂或烹调佐料，如淀粉、葡萄糖、植物油、食盐等。

人体内尿酸的增多是引发痛风的直接因素，如果酸性食物摄入过多，容易影响体液的酸碱度，不利于尿酸的排泄。因此，痛风患者不宜多食酸性食物。相反，碱性食物能够增加尿酸的溶解性，有利于尿酸排出，适宜痛风患者经常食用。需要注意的是，食物的酸碱性不能通过口味来判断，如有些水果虽然在味觉上呈酸性，但其代谢产物却是碱性，因此不能将其归为酸性食物。

酸碱性	食物名称
强碱性	海带、胡萝卜、白菜、黄瓜、西红柿、包菜、生菜、芋头、板栗、无花果、葡萄干、西瓜、柿子、葡萄、柑橘、咖啡、茶叶等
中碱性	木瓜、草莓、红枣、香蕉、柠檬、菠菜、大豆、萝卜干等
弱碱性	土豆、洋葱、茄子、白萝卜、南瓜、油菜、竹笋、紫甘蓝、红薯、莲藕、芹菜、蘑菇、豆腐、豌豆、绿豆、红豆、苹果、梨、樱桃、牛奶、南瓜子、葵花子、杏仁、腰果、芝麻等
弱酸性	白米、花生、啤酒、白酒、红酒、黄酒、海苔、章鱼、巧克力、空心粉、葱、油炸豆腐、蛤蜊、泥鳅等
中酸性	火腿、培根、鸡肉、猪肉、鳗鱼、牛肉、面包、小麦、奶油等
强酸性	蛋黄、乳酪、甜点、白糖、金枪鱼、比目鱼、乌龟子、柴鱼等

碳水化合物：
每天占总热量的 50% ~ 55%

碳水化合物是热量最经济的来源

　　碳水化合物（糖类）是人体维持生命活动所需的全部热量中最经济的来源，不仅如此，它们还在人体中发挥着重要作用，如构成机体组织、参与细胞的多种活动、参与蛋白质和脂肪的代谢、节省蛋白质、保肝解毒等。因此，痛风患者要合理摄入碳水化合物。

身体热量供应以碳水化合物为主

　　蛋白质、脂肪、碳水化合物是人体的主要热量来源。高蛋白和高脂肪对痛风而言是"同谋"，因此痛风患者为了减少痛风的发作，热量的提供者最好还是以糖类为主。痛风患者每日适宜摄入的糖类为每千克体重 4 ~ 5 克，占总热量的 50% ~ 55%，最高可以达到 70%。不过如果患有糖尿病，则另当别论了。

生活中减少单糖和双糖摄入的妙招

1. 尽量不喝各种甜饮料，偶尔喝一次可以。

2. 直接吃水果，市售果汁和榨的"原汁"应当控制在 1 杯以内。榨果蔬汁时尽量多放蔬菜，少放水果，避免自制果蔬汁含糖过多。

3. 限量饮用乳酸菌饮料，认真阅读食品标签上的碳水化合物含量一项，尽量选择含量低的。

4. 如有每天喝 1 杯红糖水或蜂蜜水的习惯，就最好远离其他甜食、甜饮料、饼干、曲奇、巧克力之类最好不吃。

富含碳水化合物的食物推荐

食物名称	碳水化合物含量（毫克/100克）	每天推荐量/克
大米	77.9	50
小米	75.1	50
玉米(鲜)	22.8	70
燕麦	66.9	45
薏米	71.1	60

蛋白质以植物蛋白为主

蛋白质控制在 0.8 ~ 1.0 克 /（千克体重·日）

痛风患者摄入的蛋白质应以植物蛋白为主，每日每千克标准体重供给 0.8 ~ 1.0 克，小麦（面粉）和大米中一般都含有较多的植物蛋白。

蛋白质经代谢后，会产生代谢废物尿酸和尿素氮等，所以，如果摄入蛋白质过多，体内尿酸含量易偏高。痛风患者饮食应以植物蛋白为主，并限制高蛋白质食物的摄入，以减少体内尿酸的合成。

摄入植物蛋白，选择吃豆腐

黄豆含丰富的优质蛋白质，但嘌呤含量较高。可将其制成豆腐，嘌呤含量会大大降低，每 100 克豆腐大概含有 55.5 毫克嘌呤，痛风缓解期患者可每天食用 50 克左右，以补充蛋白质。

有选择地摄入动物蛋白

为了均衡营养，痛风患者也可以适量摄入动物性优质蛋白（鸡蛋、牛奶、禽肉类等）。相对于海鲜及红肉，家禽及蛋类中嘌呤含量有限，对于血尿酸水平的影响较小，因此推荐痛风患者优先选择家禽及蛋类作为动物蛋白的主要来源。

像猪肉、牛肉、羊肉、兔肉、驴肉等"红肉"，痛风患者应限制摄入。研究表明，红肉摄入越多，血尿酸水平升高越显著，痛风的发病率越高。同时，大量吃红肉还可能诱发心脑血管疾病，尤其是冠心病。

专家指导

蛋白质摄入的安排

1. 动植物食物、多种食物搭配。
2. 不可过多，蛋白质摄入推荐量应占总能量的 11% ~ 15%。
3. 不可过少，即使痛风发作期也要保证每日最低蛋白质需要量的供给。
4. 具体来说，急性期主要以谷类、牛奶、蛋类为主；慢性期根据病情，在限量范围内，进食一些嘌呤含量低或中等量的食物，如禽、肉、鱼（煮过弃汤）及豆制品，避免吃炖肉或卤肉。

脂肪不要过度控制

低嘌呤饮食和低脂肪饮食是不一样的。有些痛风患者将低嘌呤作为饮食的"金标准"，于是少吃荤菜和油，多吃蔬菜和水果。实际上，痛风患者无须过度严格控制饮食，因为长期过度低嘌呤饮食将导致营养缺乏。

虽然各类荤菜中含嘌呤相对较高，但在数量上有差别。含量中等的包括各类畜禽肉，例如猪肉、牛肉、羊肉、鸡肉、鸭肉、兔肉等。含量极高的有各种动物内脏（如肝、肾、心等）以及肉汤、肉汁等。因此，痛风患者有必要采取荤素搭配的方式，以均衡营养。

控制脂肪摄入的诀窍

脂肪会妨碍肾脏排泄尿酸。过多的脂肪在体内堆积会导致肥胖，影响嘌呤的正常代谢，诱发和加重痛风。痛风患者脂肪宜控制在每日 50 克以下。以植物油为主（每日烹调油应控制在 25 克左右），少吃动物脂肪。烹调前去掉肥肉、肉皮等，烹调后滤净油分。烹调时尽量不要用油炸、油煎、油爆的方法。

要补充不饱和脂肪酸

"忌食海鲜"曾被痛风患者奉为铁律，然而这一观点已经过时。海鲜对于人的营养和健康作用优于其他肉类。尤其值得一提的是，海鲜中含有丰富的不饱和脂肪酸，是人体不饱和脂肪酸的主要来源，后者可能对心脑血管系统具有保护作用，而痛风患者又是心脑血管疾病的高发人群。因此，痛风患者不应一概而论地忌食海鲜，而应根据不同海鲜的嘌呤含量而定，忌食嘌呤含量高的海鲜，而适当进食低、中嘌呤类海鲜。如同样是动物性海产品的海蜇和海参，其嘌呤含量分别只有 9.3 毫克 /100 克和 4.2 毫克 /100 克，比青菜还要低。所以，这些嘌呤含量低的海产品痛风患者完全可以吃。还有，海藻属于较低嘌呤食物，且为优质碱性食物，痛风患者适当食用对调理心脑血管疾病也有好处。

胆固醇的摄入量应严格控制

"提高""降低"是我们对待胆固醇的基本态度

人吃的食物在胃内会被消化和吸收，而其中的大部分脂肪会被送到肝脏，合成甘油三酯和胆固醇，两者不能溶于血液，通过载脂蛋白输送到全身。载脂蛋白与脂类物质结合，从而运送后者到需要的地方，对人体影响最大的两种脂蛋白就是高密度脂蛋白（HDL）和低密度脂蛋白（LDL），前者被称为"好脂蛋白"，后者被称为"坏脂蛋白"。高密度脂蛋白运输胆固醇至肝脏，可以防止胆固醇在血管中的堆积，帮助尿酸排泄，防止动脉硬化，低密度脂蛋白则有着相反的作用。

"提高""降低"是我们对待胆固醇的基本态度，"提高"是提高高密度脂蛋白，"降低"是指降低低密度脂蛋白。

每天胆固醇的摄入量在 200 毫克以内

胆固醇虽然是人体的重要组成成分，不可或缺。但是由于它对肥胖、尿酸代谢的影响较大，所以，要对胆固醇的摄入量进行严格控制。

通常健康人每天胆固醇摄入量不超过 300 毫克，而有痛风、高血压、糖尿病、血脂异常以及其他心脑血管病的人，每天的摄入量最好不超过 200 毫克。

究竟这 200 毫克和 300 毫克有多少呢？其实很简单，一个鸡蛋的胆固醇含量约为 300 毫克，也就是说，每天一个鸡蛋足矣；200 毫克就是 2/3 个鸡蛋的胆固醇量。常见的食材中，胆固醇含量高的大都是一些动物内脏，所以选择的时候要小心。

痛风患者不宜食用的高胆固醇食材

食物名称	胆固醇含量 /（毫克 /100 克）	食物名称	胆固醇含量 /（毫克 /100 克）
鸡肝	356	河蟹	267
黄油	296	河虾	50
猪肝	288	鸡心	70

用豆制品替代一部分鱼、肉

如果身体正处在特殊时期暂时不能吃肉，可用豆制品来代替，以提供优质蛋白质。

植物蛋白质能降尿酸

研究发现，植物蛋白质有降低发生高尿酸血症危险的趋势。测定表明，在豆类食物中，嘌呤含量从高到低依次为：黄豆、五香豆腐干、豆皮、油豆腐、豆腐干、素鸡。黄豆属于嘌呤含量比较高的食物，但在黄豆制作成豆腐、豆腐干、素鸡的过程中大量嘌呤会随之而流失，所以，豆制品中的嘌呤含量反而相对较少。

建议痛风患者选择豆制品的顺序是：豆浆→豆腐→豆腐干→整粒豆，摄入量也应按顺序逐渐减少。

豆制品怎么吃

建议痛风患者适量吃豆制品，是指用其替代鱼、肉、蛋类食品，蛋白质和嘌呤总量不能增加，不能在吃鱼、肉、蛋之外再加豆制品。比如，在痛风缓解期喝一杯豆浆是没有问题的，但是注意在喝豆浆的同时，要相应减少鱼、肉、蛋的摄入量。注意，如果早上喝豆浆，其他豆制品食用量还要略减。另外，少吃仿肉豆制品，不吃油炸、卤制等豆制品小零食。

豆制品应吃多少

《中国居民膳食指南（2016）》建议每人每日摄入 30 ～ 50 克大豆或相当量的豆制品，而痛风患者每日食用大豆量要限制在 30 克之内。

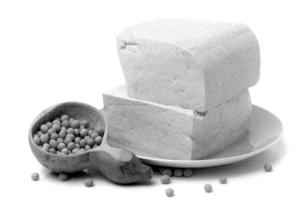

膳食纤维：
每天摄入 25 ～ 30 克

肥胖是痛风的同伙，一般肥胖的人更易得痛风，尤其是营养过剩、缺乏运动的人。膳食纤维可以增加饱腹感，控制食量，减少热量的摄入，对瘦身有良好的功效。

如何在饮食中科学摄入膳食纤维

| 食用未精制的谷类 | 未经过加工精制的谷类中含有质量和数量较好的膳食纤维成分，能够补充精米、精面之不足，如在大米中加入适量糙米，或者食用全麦面包 |
| 多食一些蔬菜 | 一日三餐的副菜和汤中，多加入一些根菜类蔬菜，也可选用一些可生吃的蔬菜作为加餐，如番茄、黄瓜、生菜等。虽然不建议吃过多的水果，但适量吃一些还是没问题的。一般每天水果的量在 200 ～ 250 克都是正常的。应注意选择不太甜的水果，这类水果中果糖的含量会低一些 |

蔬菜凉拌营养佳

蔬菜中含有丰富的膳食纤维和维生素 C，有助于调节体内尿酸水平。为了保持蔬菜中的营养，烹煮方式应尽量用凉拌，不要放太多油。制作凉拌菜，焯水时应掌握以下要点：

1. 叶类蔬菜原料应先焯水再切，以免营养成分损失过多。
2. 焯水时应水宽火旺，以便投入原料后能及时开锅；焯制绿叶蔬菜时，应略滚即捞出。
3. 蔬菜类原料在焯水后应立即投凉控干，以免因余热发生变黄、熟烂的现象。

钾可以减少血中尿酸量

钾对保持人体酸碱平衡起着重要的作用

钾是人体内电解质的主要成分之一，在维持细胞内外渗透压及酸碱平衡中起重要作用，是保持酸碱平衡、维持神经和肌肉兴奋性不可缺少的元素。

多吃富含钾的食物可以减少血中尿酸量

钾可以减少尿酸在体内的沉淀，有助于排出尿酸。早期痛风患者多摄入富含钾的食物，有助于改善病情。很多蔬菜和水果都含有较多的钾。摄入高钾的果蔬可以为身体提供较多的钾，这些钾在排泄过程中可使尿液在一定程度上偏碱性，从而减少尿液中尿酸的结晶，促进尿酸的排出，防止形成尿酸性泌尿系统结石。

日常饮食补钾须知

1 在日常饮食中，钾和钠的摄入量以 2：1 为宜。

2 果汁中虽然含钾较高，但单糖、双糖类特别是果糖的含量也较高，所以仍然不建议多喝，包括鲜榨果汁。

3 高血压患者在补钾前最好先检查自己的肾功能和血钾，肾功能不全时，其钾的排出较慢，故应慎用钾盐。

痛风患者的高钾食物推荐

食材	钾含量 /（毫克 /100 克）	每天推荐食用量 / 克
银耳（干）	1588	10
板栗	442	100
土豆	342	150
香蕉	256	150
空心菜	243	50
黑木耳（水发）	52	50

镁可以调节尿酸代谢

镁有助于调节尿酸代谢

镁参与人体三大产热营养素的代谢和神经传递、肌肉收缩等。对于预防痛风而言，镁也有着特殊的作用：镁可以改变酸性体质，调节尿酸代谢，有助于预防痛风，以及缓解痛风症状。

日常饮食补镁须知

1 膳食中促进镁吸收的成分主要有氨基酸、乳糖等；抑制镁吸收的主要成分有过多的磷、草酸、植酸和膳食纤维等。

2 钙、磷、镁摄入量之比以 5：3：1 最好，如果其中一种摄入过多或过少，其他两种营养素就会受影响，从而影响人体健康。在补镁的同时，多摄入一些适合痛风患者食用的富含钙、磷的食物，如牛奶、杏仁等。

3 动物性脂肪含量过高时，人体对镁的吸收会受影响，人体血尿酸水平也会升高，因此痛风患者要少吃高脂肪食品。

专家指导

镁的其他保健功效

保护骨骼健康；维持神经和肌肉的正常功能；有利于心脏的舒张；预防肾结石、胆结石；改善消化不良；与钙并用能协助抵抗抑郁症，可作为天然的镇静剂。

痛风患者的高镁食物推荐

食材	镁含量/（毫克/100克）	每天推荐食用量/克
杏仁	275	40
荞麦	258	60
花生仁	178	20
海参	149	50
海蜇	124	50

每天不超过 6 克盐，
警惕隐性盐

每天盐的摄入量应控制在 6 克以下

《中国居民膳食指南（2016）》中建议每人每天钠盐摄入量不超过 6 克。食盐中的钠有促使尿酸沉淀的作用，加之痛风多并发高血压、冠心病及肾脏病变等，所以，痛风患者更应限制盐的摄入，每天要严格限制在 6 克以下。

减少"隐性食盐"

大家在计算盐的摄入量时，不仅要包括食盐的含量，还要包括加入味精、酱油、番茄酱、咸菜、熟食制品的钠盐含量，因为这些物质中的盐含量往往是看不见的。事实上，凡是咸味和鲜味调味品一般都含有钠，都可以算成盐。根据《中国食物成分表》，3 克味精、2 克多鸡精和 6 ~ 10 克酱油的含钠量与 1 克食盐相当。黄酱和豆瓣酱等的含盐量跟酱油大体相当。

这些食物中的食盐被称为"隐性食盐"，过量食用，等同于食用了大量的食盐。因此，如果菜肴中有这些"隐性食盐"，就要相应减少食盐的摄入量。

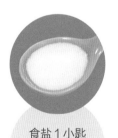

食盐 1 小匙
（6 克），
含有 6 克盐

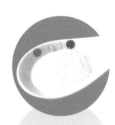

味精 1/2 大匙
（9 克），
含有 3 克盐

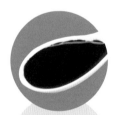

酱油 1 大匙
（18 克），
含有 2.9 克盐

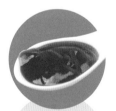

番茄酱 1 大匙
（18 克），
含有 0.5 克盐

加工食品的含盐量多得你想不到

人们总说要控制食物中盐的量，其实并不完全对，确切地说是控制食物中钠的摄入量。不仅仅是盐中含有钠，人们吃的所有食物中都含有钠，即使并未添加盐。另外，一些加工过的食物中会添加一些盐作为调味用，比如甜面酱、番茄酱、苏打饼干、全麦面包等，这些都是容易被人们忽略掉的隐性盐。因此，还有很大一部分盐是藏在各种各样的食品和调味品中的，也许在你不经意间，盐或者说钠的摄入量就已经超标了。

食物名称	含钠量/（克/100克）	食物名称	含钠量/（克/100克）
酱萝卜	6.88	肉松	2.3
虾皮	5.1	火腿	1.1
鲅鱼罐头	2.3	扒鸡	1.0

减少摄入盐的技巧

学习量化	使用限盐勺，逐渐减少每日用盐量。
多吃新鲜的天然食物	多采用拌、蒸、煮等烹饪方式，尽可能保留食材的天然味道，要少吃或者不吃加工过的食品。另外，尽量不吃隔夜的饭菜。
后放盐	烹饪时，不要先放盐，而是在起锅前将盐撒在食物上，这样盐附着在食物的表面上，能使人感觉到明显的咸味，又不至于过量。
适量肉类	肉类烹饪时吸盐或酱油较多，限制食用能减少盐的摄入。
用咸味重的食物代替盐	酱油里面也隐藏着盐分，在使用的时候要注意用量，并同时减少食盐的用量。同理，烹饪中可以选择加入豆瓣酱、番茄酱来代替盐，这也是减少食盐摄入的一个好办法。
加入果仁碎	做拌菜的时候，可以适当撒入一些核桃碎、花生碎等果仁，这样既可以增加风味，又能缓解少盐的清淡。

每天饮水不少于 2000 毫升

水可以促进尿酸排泄

"水是生命之源"，对于痛风患者来说，水除了这个最重要、最基本的功能以外，还有很重要的作用——促进尿酸排泄。

每天饮水量不少于 2000 毫升

为了促进尿酸排出，痛风患者每天的饮水量必须大于 2000 毫升；在痛风急性发作期要求每天饮水 3000 毫升以上，以保证每日的排尿量不少于 2000 毫升。为了保证饮水量，最好使用有刻度的杯子，这样就能知道自己究竟喝了多少。

早起和睡前是饮水的最佳时机

一天中，该在何时饮水也颇有讲究。早起和睡前是饮水的最佳时机，因为夜间和早晨（指起床后至早饭前 30 分钟这段时间）起床，血流速度缓慢，血液黏稠度增加，血中尿酸易沉积。建议早上起来饮水 300 毫升，白天可每隔 1 ~ 2 小时饮用 1 杯水，晚上睡觉前适量饮水。白天饮水的时间应在三餐前，此时饮水能保证分泌必要的和足够的消化液，帮助餐后食物的消化吸收，还不会影响组织细胞中的生理含水量。餐后不要马上饮水，以免引起胃胀和消化不良。

夏、冬饮水有不同

在不同季节，喝同样量的水却不能保证产生同样量的尿液。在冬季，人一天的尿量保持在 2000 毫升不难；而在挥汗如雨的夏季，即使大量饮水，尿量还是很难达到 2000 毫升，此时应采取适当对策，如增加饮水量或减少体力劳动、使用空调等来减少汗液的排出量。

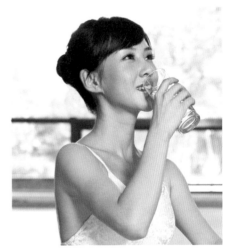

如肾功能正常，可加服小苏打片以碱化尿液，对尿酸排出有益，每天 3 次，每次 1 克

痛风急性发作期更要多饮水

很多处于急性发作期的患者，因剧痛减少活动量，特意减少饮水量以减少小便次数。但是，这不利于缓解病情，也容易引发尿路结石。如果饮水量太少，排尿量少，代谢废物增多，尿路容易形成微小结石，还会诱发尿路感染，也不利于配合药物治疗。所以，急性发作期应多饮水，增加尿量，充分发挥痛风药物的治疗功效，及时排除体内的代谢废物。

运动时应及时补充水分

运动时，应当及时补充水分。一般来说，普通人每隔15分钟补充150 ~ 300毫升水，痛风患者应控制在250 ~ 400毫升。运动中容易出汗，通常排尿减少，体内的水分主要通过汗腺排出，容易影响体内尿酸"主渠道"的排泄，适当增加水分的补充，增加尿液的排泄次数，对痛风患者是有益的。

痛风患者可以适量喝咖啡

咖啡可降低血尿酸水平，并降低痛风的发病率。对于习惯饮咖啡的痛风患者，不必忍痛戒掉。不过，医生也不主张通过大量饮用咖啡来降低血尿酸水平，因为咖啡的降尿酸作用轻微，而大量饮用咖啡可导致血钙丢失及增加骨折的风险。

不宜喝纯净水

纯净水的pH值在6.0左右，偏酸性，长期饮用对人体健康不利，对痛风患者尿酸的排泄也不利，因此不宜饮用。喝普通的白开水或矿泉水为好，它们的pH值一般在6.5 ~ 8.5，偏中性或偏碱性。

不爱喝水怎么办

有些痛风患者不爱喝白开水，这时，可以选择在白天适量喝些淡茶水，起到利尿的作用。

需要注意的是，茶中含有鞣酸，容易与食物中的铁结合形成不溶性沉淀物，影响铁的吸收；与某些蛋白质结合形成鞣酸蛋白，不利于蛋白质的吸收。所以餐后不要立即饮茶，以免影响营养物质的吸收。可以选择在餐后1小时饮用，且宜喝淡茶。

少吃辣，来点酸

痛风患者要少吃辣，刚开始遵循低盐饮食时，如果觉得口味太淡，可用苹果醋、柠檬汁来调味，既可以减盐，又可以让味道更好。

痛风少吃辣

痛风急性发作期关节常有红、肿、热、痛的症状，而辣椒、咖喱、胡椒、花椒、芥末等辛辣刺激性食物会加重炎症的发生，大量食用甚至可诱使痛风急性发作，所以痛风患者应少吃。

苹果醋可辅助防治痛风

苹果醋对于缓解痛风是有一定效果的。苹果醋含有果胶、维生素、矿物质等，其中的酸性成分具有杀菌功效，有助于排出关节及血管中的毒素。经常饮用苹果醋，有助于调节血压、通血管、降胆固醇，对关节炎及痛风等有一定的调理作用。

饭后 1 茶匙苹果醋加入半杯温水内，调匀饮用，对于痛风有一定的预防和缓解作用。

用柠檬汁调味可防肾结石

做菜时加柠檬汁不仅使味道更鲜美，还可以预防痛风性肾结石。另外，用柠檬汁来调味，既可以减盐，又可以提高维生素 C 的保存率。比如煎蛋的时候少放点盐，加点柠檬汁就很美味，也很健康。

痛风患者可多用柠檬汁来调味

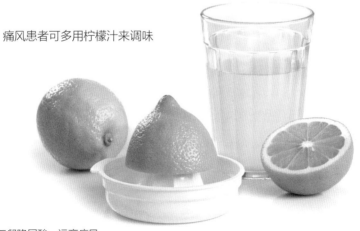

最好戒酒

喝酒容易诱发痛风，最好戒掉

自古以来，人们在饭桌上联络感情时总是少不了美酒，但是喝进身体的酒精会阻止尿酸排出体外，从而导致尿酸升高。长期大量饮酒，可导致血尿酸增高和血乳酸增高，诱发痛风性关节炎急性发作。酒类中特别要注意啤酒，除了上述原因以外，啤酒本身含有大量嘌呤，会进一步诱发痛风。所以，痛风患者最好把酒戒掉。

暂时无法戒酒的，要控制好量

暂时无法戒酒的痛风患者，应适量饮酒，控制好尿酸值。每天控制适量的酒精摄入量：330 毫升的听装啤酒 1 罐、葡萄酒高脚杯 1 杯为好。每次要慢慢饮用，不要将杯中的酒一口气都喝干，以免使尿酸值急剧增高。

相对于其他酒来说，葡萄酒可以适量选用

啤酒最好不要搭配烧烤和海鲜

烧烤食品的原料大多为海鲜、动物内脏以及肉类，它们属高嘌呤食物，会使患痛风的风险增大。因此，喝啤酒时应尽量避免吃烧烤，若实在想吃，可同时搭配新鲜蔬菜、水果。

适量饮用些葡萄酒是可以的。长期适量饮用低度葡萄酒可降低心脑血管疾病发生的风险。葡萄中所含的抗氧化物质会浓缩在葡萄酒中，对预防痛风也有益处。建议每天喝 100 ~ 150 毫升的葡萄酒，用标准高脚杯衡量的话就是 1 杯。但是要抵制诱惑，不要 1 次喝太多，过多摄入酒精反而对痛风不利。烧酒嘌呤含量较低，将其定为 1，看看各类酒的嘌呤含量。

酒	嘌呤含量（毫克/100克）	酒	嘌呤含量（毫克/100克）
啤酒	180	白兰地	13
清酒一级	40	威士忌	4
葡萄酒	13	烧酒	1

远离"痛风的好伙伴"

现代医学目前还不能精确地解释尿酸增高的机制，除了先天因素外，后天因素是大家关注的重点，那么究竟有哪些后天影响因素呢？

高嘌呤饮食

高蛋白、高脂肪、高嘌呤的食物，人体消化吸收后，经过体内代谢，会导致血尿酸水平增高，从而诱发痛风性关节炎急性发作。比如，常吃火锅很容易诱发痛风——火锅以动物内脏、肉类、海鲜等高嘌呤食物为主要原料，如果爱吃火锅，爱喝火锅汤，会导致体内尿酸含量大大增加，为痛风的发生埋下伏笔。

高血压

研究发现，高血压患者的痛风患病率为 2% ~ 12%，痛风患者中伴有高血压的占 25% ~ 50%。未经治疗的高血压患者中，血尿酸增高者约占 58%。

糖尿病

糖尿病患者中有 0.1% ~ 0.9% 伴有痛风，而伴高尿酸血症者占 2% ~ 50%。肥胖、糖尿病、痛风三者息息相关，都与人体代谢关系密切，很可能同时发生。

高脂血症

75% ~ 84% 的痛风患者有高甘油三酯血症，82% 的高甘油三酯血症者伴有高尿酸血症，膳食不合理和尿酸排出减少是痛风患者并发高脂血症的重要因素。

肥胖

肥胖者更易患痛风。有研究发现，痛风患者的平均体重超过标准体重 10% ~ 30%，并且人体表面积越大，血尿酸水平越高。肥胖者减轻体重后，血尿酸水平可以下降，这说明长期摄入过多和体重超重与血尿酸水平的持续升高有关。所以，痛风患者为了减轻病情，应减轻体重，达到生理体重标准。

专家指导

肥胖人群和"三高"人群尤其要预防痛风

痛风属于代谢综合征，因此肥胖人群和已患有"三高"的人群应当格外注意。痛风与高血糖、高血压、高脂血症、高体重相互共存，经常配合在一起"兴风作浪"。"三高"人群也许现在还没有痛风症状出现，但仍须警惕痛风。

第3章

一日三餐这样吃，
尿酸平稳不飙升

每天需要吃多少

计算每天需要多少热量

为了让痛风患者掌握安排日常饮食的方法，我们用下面的例子详解如何安排日常饮食：王先生，58岁，身高170厘米，体重70千克，从事办公室工作，患病4年。

计算标准体重

标准体重 = 身高（厘米）-105

判断现有体重是消瘦还是肥胖

BMI（身体质量指数）= 现有体重（千克）÷ [身高（米）]^2

中国成年人体质指数标准表

消瘦	正常	超重	肥胖
< 18.5	18.5 ~ 23.9	24 ~ 27.9	≥ 28

判断活动强度

轻体力劳动：以站着或少量走动为主的工作，如教师、办公室工作者等；
中等体力劳动：如学生的日常活动等；
重体力劳动：如体育运动，非机械化的装卸、伐木、采矿、砸石等劳动。

计算每日所需总热量

每天所需总热量 = 标准体重（千克）× 每日每千克标准体重需要的热量（千卡）

成人热量供给标准表（单位：千卡/千克）

劳动强度	身体消瘦	体重正常	身体超重或肥胖
轻体力劳动	35	30	20 ~ 25
中等体力劳动	40	35	30
重体力劳动	40 ~ 45	40	35

王先生的体重评价：BMI=70千克÷1.70米^2=24.2，属于超重。办公室工作为轻体力劳动，每日能量为20～25千卡/千克。王先生每日所需总能量=（170-105）×（20～25）=1300～1625千卡，取中值约1500千卡/天。

"90千卡"为一份，计算每天的份数

为什么"90千卡"是1个食物交换份

食物交换份是将食物按照来源、性质分成几大类，1个交换份的同类食物在一定重量内，所含的热量、碳水化合物、蛋白质和脂肪相似，而1个交换份的不同类食物间所提供的热量是相等的，都是90千卡，所以约定俗成地将"90千卡"视为1个食物交换份。

食物交换份的应用可使痛风食谱的设计趋于简单化。可以根据患者的饮食习惯、经济条件、季节和市场供应情况等选择食物，调剂一日三餐。在不超出全日总热量的前提下，能让痛风患者和正常人一样选择食用，做到膳食多样化，营养更均衡。

食物交换的四大组（八小类）内容和营养价值表

组别	类别	每份质量/克	热量/千卡	蛋白质/克	脂肪/克	碳水化合物/克	主要营养素
谷薯组	谷薯类	25	90	2.0	—	20.0	碳水化合物、膳食纤维
蔬果组	蔬菜类	500	90	5.0	—	17.0	矿物质
	水果类	200	90	1.0	—	21.0	维生素
肉蛋奶豆组	黄豆类	25	90	9.0	4.0	4.0	蛋白质、膳食纤维
	奶及奶制品	160	90	5.0	5.0	6.0	蛋白质
	肉蛋类	50	90	9.0	6.0	—	蛋白质、脂肪
油脂组	坚果类	15	90	4.0	7.0	2.0	脂肪
	油脂类	10	90	—	10.0	—	脂肪

计算食物交换份的份数

食物交换份的份数 = 每日需要的总热量（千卡）÷ 90（千卡），由得出的数值我们知道，患者王先生每天需要的食物份数约为 17 份（王先生每日所需的总热量为 1500 千卡，1500 ÷ 90 ≈ 17 份，在合理的范围内，也方便计算）。

确定主食量

主食即富含碳水化合物的食物，如大米、面粉、玉米等，是全天食物中热量的主要来源。可根据个人每日所需要的热量来决定主食的进食量。

每日所需热量	每日建议主食量	每日所需热量	每日建议主食量
1200 千卡	约为 150 克	1700 千卡	约为 275 克
1300 千卡	约为 175 克	1800 千卡	约为 300 克
1400 千卡	约为 200 克	1900 千卡	约为 325 克
1500 千卡	约为 225 克	2000 千卡	约为 350 克
1600 千卡	约为 250 克	2100 千卡	约为 375 克

确定副食量

副食是指除了主食外，用来下饭的蔬菜、肉类、蛋、豆类及其制品、奶、水果、油脂等。每天需要的热量减去主食量，即为副食量。

副食品	推荐量	副食品	推荐量
蔬菜	500 克	奶及奶制品	300 克
瘦肉	50 ~ 75 克	水果	200 克（在病情允许的情况下食用）
蛋类	每天 1 个	油脂	不超过 25 克
豆类及其制品	50 ~ 100 克		

早、中、晚热量摄入比以 3 ∶ 4 ∶ 3 为宜

中国营养学会建议一日三餐的分配比例是：早餐占全天总热量的 30%，午餐占全天总热量的 40%，晚餐占全天总热量的 30%，可根据职业、劳动程度和生活习惯进行适当调整。还可以在三餐之中匀出一部分主食作为加餐食品。

把每日所需热量分配到食物

不同热量痛风饮食内容举例（份）

根据痛风的营养特点，参照糖尿病食品交换份，我们把不同能量的痛风饮食内容列表如下：

能量/千卡	谷薯类		蔬果类		肉蛋豆类		浆乳类		油脂类		总计/份
	份	量	份	量	份	量	份	量	份	量	
1200	6	150克	1	500克	2	100克	2	320克	2	2汤匙	13
1400	8	200克	1	500克	2	100克	2.5	400克	2	2汤匙	15.5
1600	10	250克	1	500克	2.5	125克	2.5	400克	2	2汤匙	18
1800	12	300克	1	500克	2.5	125克	2.5	400克	2	2汤匙	20
2000	14	350克	1	500克	2.5	125克	2.5	400克	2	2汤匙	22
2200	16	400克	1	500克	2.5	125克	2.5	400克	2	2汤匙	24

计算出了食物交换份的份数，就可以根据自己的饮食习惯和口味来选择并交换食物。通过前面的计算我们知道了患者王先生每天所需的总热量约为1500千卡，得出患者王先生每天需要主食225克（计9份）、蔬菜500克（计1份）、肉蛋豆类100克（计2份）、牛奶400克（计2.5份）、油脂20克（计2份），一共16.5份，约合17份。

痛风患者可以按照平衡膳食的原则，根据自己的实际情况调整食物的分配，确定好食物种类和每天的食物量后，再结合"中国居民平衡膳食宝塔"，就可以拿这些食物制定食谱了。

专家指导

痛风患者可以食用蛋类、牛奶、酸奶

蛋类是安全的优质蛋白质来源，合理的烹调方法不仅不会诱发痛风，而且会为机体提供丰富合理的营养。痛风患者吃蛋类食品应以蒸、煮为主，避免用油煎、炸的方法。一般没有高脂血症的痛风患者可以每天吃1个鸡蛋，合并高脂血症患者可以食用1个完整的蛋白加半个蛋黄。

牛奶是低嘌呤食材，也是痛风患者蛋白质的重要来源，建议痛风患者每天选用500毫升牛奶，这样可以相应减少肉类的摄入。酸奶是以牛奶为原料，加入乳酸菌，在一定条件下发酵而成。不能喝牛奶的人，可以选择酸奶。

手掌法则轻松掌控一天吃饭的量

以上是较为精确的计算方法，可实际上，对于不少老年痛风患者来说，食品交换份法掌握起来很麻烦。那么，有没有一种更方便直观的方法帮助大家大概确定几类基本营养素的每日摄入量呢？下面就为大家介绍一种"手掌法则"。利用自己的手，就可以基本确定每日所需食物的量了。这种方法虽然不是特别精确，但非常方便实用。

主食量 =2 拳头

选用相当于自己两个拳头大小的淀粉类食物，如馒头、花卷、米饭等，就可以满足一天碳水化合物的需求量了。

牛奶量 =2 杯

1 杯牛奶相当于160 ～ 200毫升，2 杯为320 ～ 400毫升。

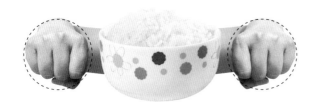

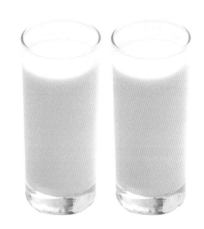

固体油脂 = 1 拇指尖

拇指第一节大小的一块固体动物油脂为每天的摄取量。植物油只能用调羹盛，每天推荐量是 25 克左右。

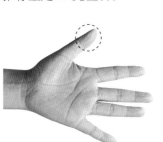

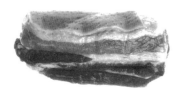

蔬菜量 = 两手捧

两只手能够捧住的菜量相当于 500 克的量，每天进食 500 ~ 1000 克蔬菜可满足机体需要。当然，这些蔬菜都应该是低碳水化合物蔬菜，如豆芽、卷心菜等。

瘦肉量 = 两指并拢量

切一块与食指厚度相同、与两指（食指和中指并拢）的长度和宽度相同的瘦肉，相当于 50 克的量，即可满足一天需要。

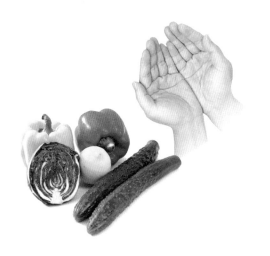

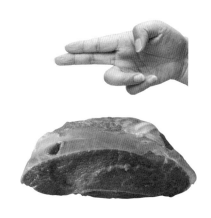

水果 =1 拳头量

水果一天的需求量相当于 1 个拳头大小。

酒 = 食指拇指量

痛风患者最好不饮酒，如果实在要喝的话，建议白酒的量以拇指高度为准，红酒的量以食指高度为准，啤酒的量则以中指高度为准。以标准白酒杯为准，容量在 15 ~ 30 毫升。

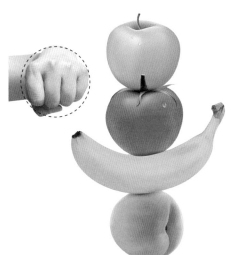

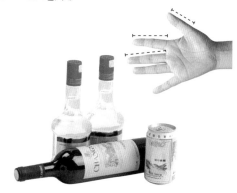

早餐要营养全、易吸收

吃早餐，很有必要

早餐很重要，一定要吃。如果一个人长期不吃早餐，血液黏稠度容易上升，血液流动变慢，这样患心脑血管疾病的概率会大大增加，对防止痛风会产生不良影响，甚至影响肾脏功能，导致尿酸排泄不畅，为痛风发病埋下隐患。另外，早餐决定了一个人上午的精力是否充沛，因此吃好早餐很重要。

主食 + 蔬菜 + 水果的黄金搭配

痛风患者的一顿完美早餐应该包括米面类、蔬果类、蛋类、浆乳类这4种食物。同时，还要做到粗细搭配、软硬搭配。米面类：馒头、面条、面包、米饭、玉米等。蔬果类：生菜、油菜、黄瓜、芹菜等。蛋类：煮蛋、蒸蛋、煎蛋。煎蛋应使用不粘锅，尽量少放油。浆乳类：牛奶、酸奶、豆浆等。

必须要改进的常见搭配

1. 蔬菜 + 水果

早餐只吃蔬菜和水果，虽然可以提供丰富的维生素和膳食纤维，但是会导致热量和蛋白质摄入不足，对身体健康不利。

2. 清粥 + 小菜（咸菜、腐乳等）

这样的早餐除了能提供热量外，缺乏痛风患者所需的蛋白质和维生素等营养，另外咸菜中盐分含量过高，不利于痛风患者的身体健康。要想达到健康早餐的标准，可以在煮粥时加一些杂豆，并将咸菜换成炒青菜等小炒菜。

3. 面包 + 牛奶

夹馅的面包不论咸或甜，油脂和糖分含量都不少。糖分太多，会令血糖很快上升，但又很快下降，因此很难维持一上午精力充沛。痛风患者不妨把面包换成全麦面包，将黄瓜、生菜、番茄等切片夹在两片面包中吃，以摄入更多营养。此外，面包不要搭配花生酱，因为花生属酸性食物且嘌呤含量较高，建议痛风患者最好少吃。

4. 三明治 + 汉堡

三明治和汉堡主要是由肉、蔬菜和面包制作而成，虽然看似营养较多，但热量和油脂高，因此最好不吃，或者一个星期最多吃一次，痛风患者吃的时候可以搭配一杯鲜果汁，这样有干有稀，营养也更均衡。

粗粮、蒸红薯等改善代谢

粗粮中膳食纤维多，拥有强大的清肠能力，能改善痛风患者的代谢功能；红薯含有丰富的膳食纤维、钾、果胶和维生素 C，能够降低血脂，平衡体内酸碱，能增加饱腹感，非常适合肥胖者食用，可防止尿酸升高。早餐不妨适当食用。

不喝甜饮料，避免果糖代谢生成尿酸

研究发现，饮料中的甜味部分来自于富含果糖的玉米糖浆，而大量摄入果糖对血尿酸的影响类似于红肉等高嘌呤食物。富含果糖的甜饮料，能显著增加血尿酸水平，原因可能与果糖增加尿酸生成有关。同时果糖加重脂肪堆积，增加胰岛素抵抗，减少肾尿酸排泄，促进血尿酸水平增高。所以痛风患者早餐不要喝饮料，要注意限制果糖摄入。

上午适量饮水，促进尿酸排泄

对于痛风患者而言，最安全和健康的饮料就是白开水，虽然口感没有甜饮料好，但是从健康角度出发，绝对是首选。

喝水时间	喝什么	作用
早上 6 点半	白开水	早起 1 杯水，帮助机体排毒
上午 9～10 点	绿茶	促进血液循环，提神
上午 11 点	白开水	补充水分，放松心情
下午 1 点	白开水	饭后半小时 1 杯水，促进消化
下午 3 点	红茶	帮助消除机体疲劳感
下午 5～6 点	白开水	增加饱足感，防止晚饭过量
晚上 7 点	熟普洱茶	促进消化和吸收
晚上 9 点	白开水	睡前 1 杯水，补充夜晚身体对水的需要

午餐要热量足、多蔬果

用丰盛的午餐承上启下

上午的热量消耗加上下午的热量需求，午餐的重要性可想而知。午餐最好要吃3种以上的蔬菜，这样能够保证身体吸收充足的维生素、矿物质和膳食纤维。午后的间隙可以选择一些水果零食，适当进食。主食和副食可以按照科学配餐的原则挑选几种，相互搭配食用。

多吃蔬菜，增加饱腹感又降尿酸

蔬菜的嘌呤含量处于"中低"和"低"类别中，是痛风和高尿酸血症患者最需要增加摄入的一类食材。

在各类蔬菜当中，冬瓜、黄瓜、番茄、莴笋之类富含水分、热量很低又有利尿作用的食物都无需限量。绿叶蔬菜虽然嘌呤含量高于冬瓜、黄瓜，但鉴于其极高的营养价值，以及大量的钙、镁、钾元素，多食用它们远远利大于弊，痛风患者亦应足量摄取。考虑到绿叶蔬菜提升饱腹感的作用明显大于冬瓜、番茄之类熟后质软的蔬菜，每天摄入300克以上对控制体重很有帮助。只需在烹调方法方面采用煮、焯等方式，即可进一步降低其嘌呤含量。对涩味蔬菜来说，还能大幅度降低其草酸含量，避免草酸干扰尿酸排泄。

菌类可作为配菜适当食用

菌类蔬菜是微生物的子实体，细胞较为密集，嘌呤含量也较高。经测定发现，干的黑木耳嘌呤含量为166毫克/100克，似乎为高嘌呤食物；但水发后，黑木耳重量会增加10~12倍，其嘌呤含量就会下降为16.6毫克/100克，属于低嘌呤食物。考虑到菌类并不是大量食用的食材，只是作为食物中的配菜，只需限制总量即可。烹调时放几朵黑木耳或几片香菇不用恐惧，但浓菌汤之类还是慎重选用。

吃肉认准白瘦

按照合理的饮食标准，每人每天最好吃一次肉菜，而且最好在午餐时吃。痛风患者控制血脂和控制血糖一样重要，而肉类是饮食中脂肪的重要来源，在选择时应格外注意。

颜色白一点儿，少许鱼虾肉

通常，我们把猪肉、牛肉、羊肉和兔肉叫做红肉，而把禽肉、鱼虾肉叫做白肉。红肉的特点是肌肉纤维粗硬、脂肪含量较高，而白肉肌肉纤维细腻、脂肪含量较低、脂肪中不饱和脂肪酸含量较高。红肉摄入过多，心脑血管疾病发生率明显增加，尤其是冠心病。建议痛风患者尽量选禽肉，次选红肉，有利于控制体重和血脂。午餐吃的肉，可选择鸡腿等精瘦肉，总量不超过一个鸡蛋大小。鱼虾含优质蛋白，但是嘌呤含量高，少许食用即可。

脂肪少一点儿

肉类中含有人体必需的氨基酸、维生素和微量元素，但其热量较高，含脂肪较多，过量食用对控制血糖和血脂不利。因此，建议痛风患者食用瘦肉、炒菜时可以荤素搭配，把瘦肉做成肉丁、肉丝等。

细嚼慢咽，减少能量摄入

食物放进口中以后，放下筷子以及其他餐具，然后将食物在口内咀嚼 30 次。这样做能够刺激大脑中的饱足中枢神经，人容易产生饱足感，进而减少进食量，也能更充分地吸收利用食物中的营养。不过需要注意的是，通常中枢神经在进食后 20 分钟才会接收饱腹信号，因此，多花点时间咀嚼，能用较少的食材满足食欲，间接减少过多能量的摄入。

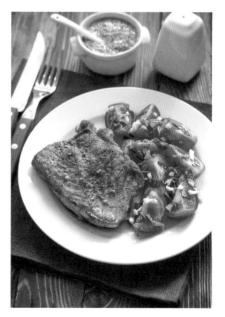

红肉脂肪含量高，痛风患者应少吃，并控制好每次吃的量。也可以搭配其他低嘌呤的蔬菜，如番茄、土豆、山药等，降低整体的嘌呤档次

晚餐要清淡，吃八分饱即可

蔬菜和荤菜的比例为 7 ：3

晚餐荤多素少会使痛风患者体内的胆固醇含量增高，过多的胆固醇会堆积在血管壁上，时间长了就会诱发动脉粥样硬化和冠心病。所以，晚餐应适当多吃蔬菜。

因为接近睡眠，晚餐吃得太饱太油会增加肠胃的负担，易导致肥胖、高血压等病症。而且晚餐的食材也要选择嘌呤含量低的，因为晚上饮水量下降，血液循环变慢，尿酸比白天更易沉积。

低热量、低脂肪，多碳水化合物

因为晚餐后人的活动量较小，饭后 3 ~ 5 小时会进入睡眠状态，如果晚餐热量高，这些热量消耗不掉就会储存在体内，时间长了易造成肥胖、高血压、高脂血症、冠心病、糖尿病等慢性疾病，危害身体健康。

另外，晚餐的热量应主要由碳水化合物供给，而且碳水化合物可在人体内生成更多的血清素，发挥镇静安神的作用，提高痛风患者的睡眠质量。

八分饱为宜

吃得过饱，鼓胀的胃肠对周围器官造成压迫，胃、肠、肝、胆、胰等的负担增大会产生信息传给大脑，使大脑相应部位的细胞活跃起来，导致睡觉时多梦，第二天易感到疲劳，时间长了会引起神经衰弱等。此外，血尿酸高的患者晚餐吃得太多，尤其是肉类，体内的尿酸就会越积越多，夜间易诱发痛风的急性发作。

避开嘌呤含量高的汤类

餐桌上备受人喜爱的汤，如鱼汤、肉汤、海鲜汤等，都含有相当高的核苷酸类物质。外出就餐时，餐馆常常在汤中添加鸡精，其中也含有核苷酸的钠盐。有研究显示，每 100 毫升肉汤内含嘌呤 160 ~ 400 毫克，比正常饮食要高出 30 倍，所以痛风患者应少喝浓肉汤。

同时，各种甜味饮料和甜汤也不适合饮用，因为糖会促进内源性尿酸的生成。所以，痛风患者最好喝淡茶、稀粥汤和白水。

怎样吃火锅

实际上，对痛风患者来说，火锅是不利于健康的。但火锅美味，让人"垂涎"，偶尔吃一次也无妨，享受美味的同时又能增进朋友之间的感情。下面介绍进食火锅时要注意的一些小细节。

荤素搭配	动物肝、海鲜、肉类嘌呤含量较高，为了防止摄入过多的嘌呤，最好搭配蔬菜、豆腐等食物，不仅能够消油化腻，还能清凉去火、解毒排酸
不喝汤，多喝水	很多嘌呤会溶解在汤里，而且熬汤的时间越长，溶解的嘌呤越多，因此，最好不要喝汤，实在想喝要早点喝。同时要多喝水，以利于尿酸的排出
不要吃得太烫	很多人觉得火锅就要趁热吃，其实，火锅的温度可达120℃，很容易烫伤口腔、舌头、食管等，而且经常吃烫食的人，食管癌的发病率会高出一般人数倍
不喝啤酒	火锅中的嘌呤在体内容易转化为尿酸，如果再喝啤酒的话，啤酒会把尿酸推到人体的关节和软组织，更增加了患痛风的风险。如果长期频繁地这样进食，还会引起肾结石和尿毒症
吃的时间不要长	吃火锅除了不要过于频繁外，而且吃的时间不宜长，最好控制在2小时以内。管好嘴，才能健康

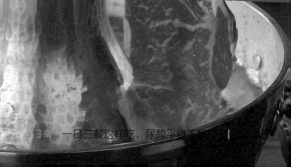

加餐的学问

在每日摄入总热量不变的情况下，加餐后，一日三正餐的主食量应相应减少，以免全天总热量超标。

痛风患者在三餐之外如何加餐

控制好全天总热量的摄入是痛风患者饮食的首要原则。所以，加餐一定要在"全天总量不变"的情况下来设计。

一般是从正餐中减少主食，匀出 25～30 克放到加餐上，也可以把这些"省下来的主食"以副食来替代。如用鸡蛋、牛奶或蔬菜来替代这部分主食，可以有助于控制体重的增加。也就是说，如果早餐和午餐之间吃了加餐，则午餐就应该减少部分主食或肉类的摄入；如果下午吃了加餐，则应在晚餐时少摄入一些。

至于在正餐时减少了 25 克主食，应该在加餐时吃多少鸡蛋？多少牛奶？多少蔬菜或水果？可以参照前面的食物交换份，按照"半份换半份、一份换一份"的原则来安排就可以了。

吃哪些副食时尤其需要减少主食

痛风患者在吃以下两种副食时，尤其需要减少主食的量。

一种是含糖量过高的副食，如绿豆、红小豆、薏米、白薯等含糖量均在 20% 以上，土豆、山药、芋头、蚕豆、豌豆、慈姑、菱角等含糖量也在 15% 以上，这些食品不宜吃得太多。

另一种是脂肪含量过高的副食，如芝麻酱、蛋黄以及花生、瓜子、榛子、松仁等。

所以，痛风患者特别是超重或肥胖的痛风患者，在大量进食以上两类副食时应将热量计入全天热量摄入之中，并减少主食的量。

专家指导

加餐时，少吃各种含油主食

除了馒头和面条，几乎所有面食的制作中都需要加入油脂，如花卷、煎饼、千层饼、烧饼、曲奇、软面包、小蛋糕等。一般来说，放油越多的面点，口感越是酥香爽脆。米食中的炒饭、炒米粉、炸糕、麻团等也是含有油脂的。痛风患者要尽量少用它们做主食，而换成杂粮粥、白饭、馒头、杂粮窝头等不含油脂的主食，膳食中的脂肪摄入量自然会下降，而且各种烹调油的用量也能降低不少。

痛风患者节日外出就餐攻略

节假日闲暇之余，很多人喜欢找个街边的小店简单吃一下，或拜亲访友热闹一番，或外出旅游吃吃烧烤。不过，对于痛风患者来说，在外吃饭可不能马虎。

点菜的学问

尽量选口味清淡的餐馆。

尽量少选肉类、海鲜等高嘌呤食物，多选低嘌呤食物。

不要点啤酒或黄酒等酒类，最好点白开水、茶水等。

点餐时尽量选那些一看菜名就能了解食材用料的菜。如果选"蚂蚁上树"这类食材隐晦的菜时，要问清菜肴的食材组成，尽量控制嘌呤的摄入。

适量进食，不要暴饮暴食。

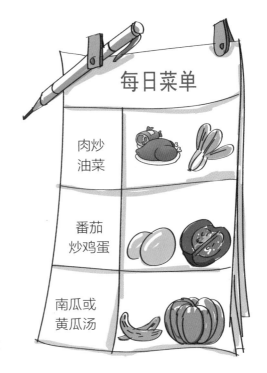

每日菜单

肉炒油菜

番茄炒鸡蛋

南瓜或黄瓜汤

夏季外出就餐要点

在夏季，人们喜欢外出就餐，点点儿凉菜什么的。痛风患者在吃凉菜时，需要留意菜的外观、颜色、气味等。

菜品不是食材本身的颜色则应慎重购买或食用。

有异味的凉拌菜最好不要买、不要吃。

当心高糖食物，其代谢过程容易增加脂肪，影响嘌呤代谢，成为诱发痛风的重要因素。

注意选择低嘌呤食材。

外出旅行的饮食要点

外出旅行会打乱日常的生活规律，如果在旅行过程中饮食不当，则很容易导致血尿酸波动，从而使病情加重或引起痛风急性发作。

因此，外出旅行中，痛风患者应注意自己的饮食。

出发前，确保自己的血尿酸控制在较满意的水平，不在急性发作期，并且可耐受一定的运动强度，按时睡眠，定时、定量进餐。

不要因为赶时间而放弃吃饭，这种不良的饮食习惯会导致血尿酸的波动比较大，也易引发其他的疾病，如贫血等。

不要"海吃海喝"。暴饮暴食非常容易导致嘌呤的摄入量过高，加重病情；另外，伴有高血压、糖尿病、高脂血症的痛风患者，更要谨慎。

保证足够的饮水量。旅行期间，体内水分的消耗难免增加，为了补充足够量的水分，痛风患者应多喝水，保证基本的生理需要之外，还应考虑增加尿量，帮助尿酸排泄。

节假日饮食指南

在节假日期间，人们经常出门走亲访友，难免会被美味伤身，痛风发作时有发生。除了痛风患者本身的体质或疲劳等因素外，吃海鲜或动物内脏、喝酒、喝汤等都是引起痛风发作的重要因素。

由于很多美味的食物嘌呤含量较高，对人们的诱惑也较大，很容易使痛风患者的血尿酸升高，导致痛风急性发作。

因此，在节日期间，痛风患者既要控制好病情，也要注意饮食。

选择低嘌呤饮食。胆固醇高的痛风患者，在就餐时最好不要喝汤。排骨汤、鸡汤等肉类的汤中含有大量的嘌呤以及脂肪和胆固醇，对痛风患者的健康是异常凶险的。

避免过量饮酒，最好不饮酒，可以以茶代酒，淡茶为宜。

少吃甜食。糖类会引起尿酸升高，痛风患者可以选择性吃些水果。如每天吃300克左右的水果，除了可以帮助补充营养外，其所含果糖量也不高。

痛风患者饮品选择攻略

白开水

白开水是痛风患者最好的选择，但如何饮用也是有讲究的。痛风患者每天应该喝水 2000 ~ 3000 毫升，以稀释血液，促进尿酸排泄。要养成主动喝水的习惯，不要等到口渴时才喝，口渴是大脑对体内缺水的信息反馈，如果等到口渴才喝，身体已经缺水，血尿酸浓度已上升，对病情的控制不利。

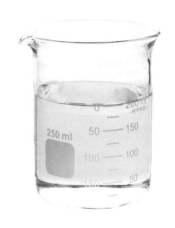

肾功能正常者，每日饮水应达到 2000 毫升以上。肾功能正常且伴有肾结石者，每日饮水量最好达到 3000 毫升。对于肾功能不好的患者，则另当别论，因为大量饮水会增加肾脏的负担，容易导致水肿。

咖啡和茶

咖啡可降低血尿酸水平，所以，对于习惯饮咖啡的痛风患者，不必戒掉。但不主张通过大量饮用咖啡来降低血尿酸水平，因为咖啡的降尿酸作用轻微，而大量饮用咖啡可导致血钙丢失，增加骨折的风险。注意，喝咖啡时不要放太多的糖和奶精，并且不要冲泡得太浓。

苏打水

痛风病发与血液中尿酸浓度过高有直接关系，最简单的办法就是碱化尿液，促进尿酸排泄。所以，直接饮用苏打水能起到较好的效果。

不过，市面上卖的苏打水分为天然苏打水和人工合成苏打水。天然苏打水中含有多种成分，其中就有碳酸氢钠，即俗称的"小苏打"。而人工合成的苏打水，可能只含有碳酸（水和二氧化碳）和其他添加成分，而不含碳酸氢钠。

合并高血压患者，就要慎饮苏打水了，因为苏打水中含有较多的钠，而治疗高血压则需要减少钠的摄入。

汤类

在我们常喝的汤类中，那些慢火细熬的荤汤，如鸡汤、排骨汤、羊肉汤等，都含有很多的嘌呤，痛风患者是不适合饮用的。但是像蔬菜汤、鸡蛋汤等，嘌呤含量就很低，可以尝试做一些来解馋。

此外，各种谷物做成的粥汤都是不错的选择，比如稀薄的小米粥、燕麦粥、玉米粥等，熬煮的时候多加点水，盛最上面的部分来当汤喝，既能有效补充水分，又能增加维生素和钾元素的摄取。

蔬菜汁与果汁

如果是家中自制的蔬菜汁或果汁，别放太多糖对身体是有益的，但如果是市售的果蔬汁，就要关注其糖分是否过高了。对于痛风患者来说，在果蔬汁中减少甜味水果，而增加蔬菜的数量，总是不会错的。

虽然蔬果中的维生素 C 等对降低血尿酸水平有利，但如果糖分含量较高，过多食用或饮用，都会引起肥胖和代谢紊乱，从而增加痛风的风险。

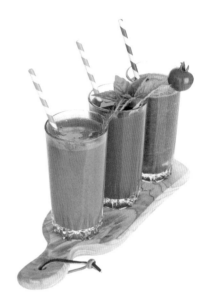

甜味饮料

一些市售饮料之所以很甜，主要是因为掺入了大量糖浆，糖浆富含果糖。不论健康人还是痛风患者，食用大量果糖均可引起尿酸升高，痛风患者尿酸升高的幅度更为明显。原因在于血液中果糖含量上升，会导致腺嘌呤核苷酸分解加速释放出嘌呤，加速尿酸的合成。因此，痛风患者应该抵制"甜蜜的诱惑"，向甜味饮料说不。

此外，果糖还会加重脂肪堆积，增加胰岛素抵抗，使尿酸排泄减少，所以血尿酸水平就更高了。痛风患者喝饮料不能只关注嘌呤，含糖的饮料增加血尿酸水平的本领，可不逊色于烈酒。

七大饮食误区，
痛风患者别踏入

 误区1 动物性食物就是高嘌呤食物

    动物性食物包括鱼类、肉类以及蛋奶等食物，它们所含的蛋白质、脂肪、维生素、矿物质等较丰富，其中很多食物含有大量嘌呤，如动物的心、肝、肾等内脏以及大多数鱼类等，痛风患者如过多地食用，对自身的健康不利。肉汤嘌呤含量极高，即使病情较轻的痛风患者也不能喝。

    但是，牛奶、蛋类虽然是动物性食物，却是低嘌呤食物，其必需氨基酸的含量也非常可观，对痛风患者来说，既能增加营养补充，还能缓解病痛，此类食物是可以放心吃的。

    当然，痛风合并其他疾病的患者应根据自身情况，合理进食，如血糖高的患者要注意糖分的摄入。

 误区2 最好多吃粗粮

    粗粮因为含有丰富的膳食纤维，能够帮助患者降低血脂、减肥瘦身，还可以减轻胰岛素抵抗等。大多数痛风患者伴有代谢综合征，因此他们认为多吃粗粮能够防止痛风合并症的发生，有利于身体健康。

    事实上，膳食纤维虽然可以改善代谢综合征，调节人体代谢情况，但粗粮中，含有的嘌呤相对较多，过多吃粗粮不但对痛风患者不利，反而会引起尿酸升高，给痛风患者带来更大的打击。因此，痛风患者主食应以细粮为主，选择性地摄入嘌呤含量低的粗粮，常见的小米、玉米等都是很好的选择。

    对于单纯的痛风患者，粗粮的摄入量控制在每天50克为宜。部分对粗粮非常敏感的痛风患者，要少吃或不吃。

误区3 蔬菜全部可以放心吃

大部分蔬菜的嘌呤含量很低，痛风患者在食用时不需要顾虑太多，可以放心食用，供给机体维生素、矿物质、膳食纤维等物质，有利于缓解和控制病情。

但不得不说的是，有些蔬菜甚至比肉类的嘌呤含量都高，如某些豆类。另外，香菇、豆苗等蔬菜嘌呤含量也较高。因而，痛风患者将蔬菜等同于低嘌呤食物的看法是片面的，而且，即便蔬菜的嘌呤含量不高，也不意味都能随便吃，如菠菜。菠菜中含草酸，如果同时食用含钙丰富的食物，如豆制品容易形成草酸钙沉淀，不利于钙质吸收，还会增加患结石的概率。

痛风患者尤其在急性发作期间，除了限制嘌呤含量高的动物性食物外，部分嘌呤含量高的蔬菜也应该注意，同时还要注意一些蔬菜的搭配是否合理，以免出现不良情况，不利于身体健康。

误区4 痛风患者只能吃素食

痛风患者选择素食能够很好地控制尿酸，还能降低高血压、糖尿病、高脂血症等疾病的发生。但素食并非没有弊端，营养不均衡就是其中很重要的一方面，如缺乏人体必需氨基酸、B族维生素等，从而导致相关疾病的发生。

因此每天必须进食一定的荤食，如蛋类、奶类等，以保证营养供应。另外，还应适当添加辅助食品，如木耳、芝麻酱、核桃等，保证充足的钙、铁等元素的摄取。

素食方式	食物选择
全素素食	不吃所有动物和与动物有关的食物
蛋奶素食	动物性食物中只吃蛋和牛奶
奶素食	除牛奶外，所有动物性食物均不食用
果素食	除水果、核桃、橄榄油外，其他食物均不食用

痛风了就不能吃海产品

海鲜与肉类一样，因大部分嘌呤的含量较高，很多痛风患者不敢"越雷池一步"。事实上，不是所有的海产品都是痛风患者的大忌，痛风患者也可以有选择地进食。常见的如海蜇、海藻、海参等，它们所含的嘌呤甚至比大米的含量还低，因此，痛风患者是可以选择性地食用的，关键是做好日常饮食管理。

食用排酸的肉不会引起尿酸升高

冷却排酸肉是指在 1 小时内，将屠宰后的动物送入预冷间一段时间，使肉质发生变化，蛋白质被分解成氨基酸，在排空体液并去除有害物质后，通过进一步杀灭细菌，最终达到成熟期，其营养价值大大提高。

经过预冷排酸的动物的肉，酸度会下降，抑制了动物体内微生物的含量，减少了对人体有害物质的释放。但是排酸肉只是乳酸含量减少，蛋白质及核酸的量没有减少，因此，食用排酸肉同样可以导致体内尿酸水平的升高。

绝不能吃豆制品

只要控制好一天食物中的嘌呤总量，适量食用豆浆和豆制品来替代肉类，是有益健康的食物选择。需要强调的是，肾功能减退者需限制豆制品的摄入量。

豆浆在制作过程中，嘌呤含量的确基本上没有损失。不过，一杯豆浆的嘌呤总量是不多的，如果喝五谷豆浆，嘌呤含量还要少得多。所以，喜欢喝豆浆的痛风患者，在痛风缓解期，喝一杯豆浆是没有问题的，只是要注意，在喝豆浆的同时，相应减少肉类的摄入量。

全天不同热量带量食谱推荐

1400~1500千卡
全天带量食谱

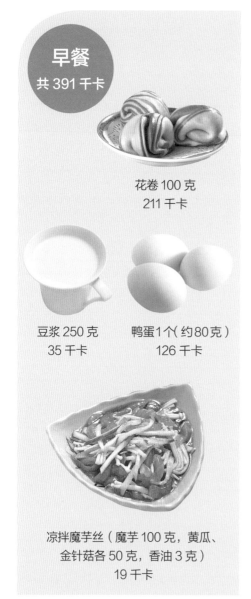

早餐
共 391 千卡

花卷 100 克
211 千卡

豆浆 250 克
35 千卡

鸭蛋1个（约80克）
126 千卡

凉拌魔芋丝（魔芋 100 克，黄瓜、
金针菇各 50 克，香油 3 克）
19 千卡

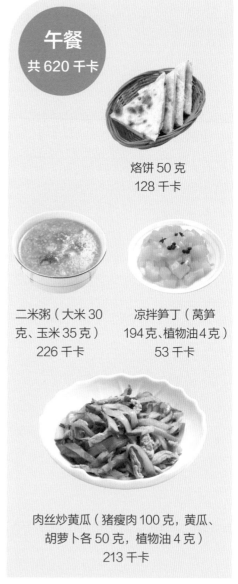

午餐
共 620 千卡

烙饼 50 克
128 千卡

二米粥（大米 30
克、玉米 35 克）
226 千卡

凉拌笋丁（莴笋
194 克、植物油 4 克）
53 千卡

肉丝炒黄瓜（猪瘦肉 100 克，黄瓜、
胡萝卜各 50 克，植物油 4 克）
213 千卡

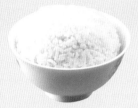

晚餐
共 421 千卡

米饭 150 克
174 千卡

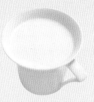

牛奶 320 毫升
173 千卡

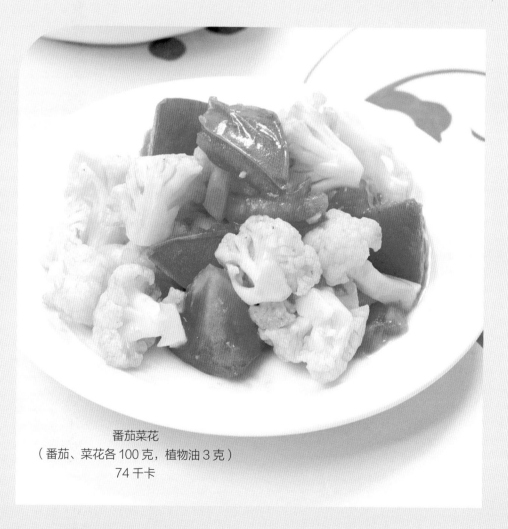

番茄菜花
（番茄、菜花各 100 克，植物油 3 克）
74 千卡

合计：早、中、晚餐的热量相加，即为一天的热量，共 1432 千卡。

1500~1600千卡 全天带量食谱

早餐
共 453 千卡

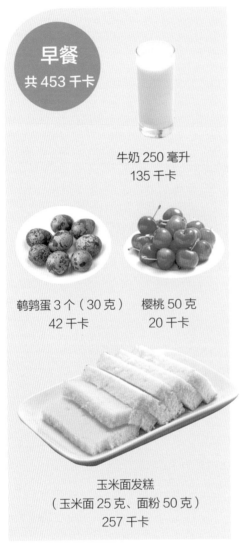

牛奶 250 毫升
135 千卡

鹌鹑蛋 3 个（30 克）
42 千卡

樱桃 50 克
20 千卡

玉米面发糕
（玉米面 25 克、面粉 50 克）
257 千卡

上午加餐：1 个番茄，约 110 克
（21 千卡）。

午餐
共 648 千卡

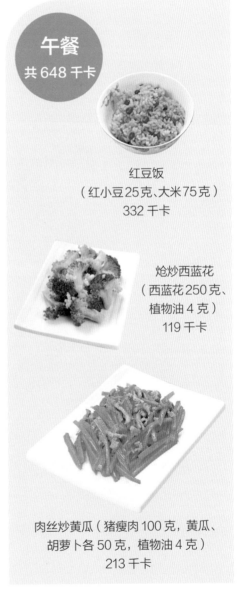

红豆饭
（红小豆 25 克、大米 75 克）
332 千卡

炝炒西蓝花
（西蓝花 250 克、
植物油 4 克）
119 千卡

肉丝炒黄瓜（猪瘦肉 100 克，黄瓜、
胡萝卜各 50 克，植物油 4 克）
213 千卡

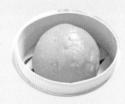

晚餐
共 389 千卡

南瓜馒头
（面粉 90 克、南瓜 100 克）
288 千卡

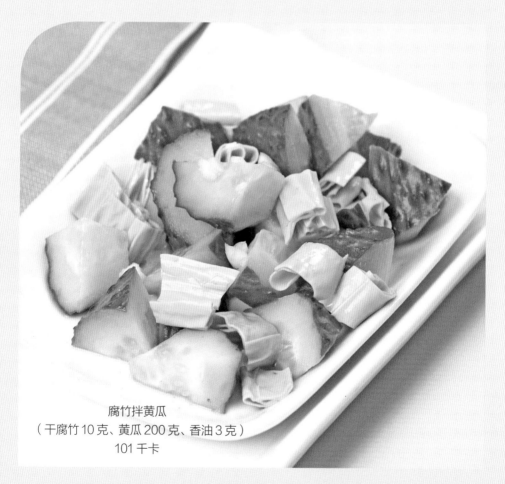

腐竹拌黄瓜
（干腐竹 10 克、黄瓜 200 克、香油 3 克）
101 千卡

睡前加餐：牛奶 1 杯（100 毫升）约 54 千卡。

合计：一日三餐与 2 次加餐的热量相加，即一天的热量为 1566 千卡。

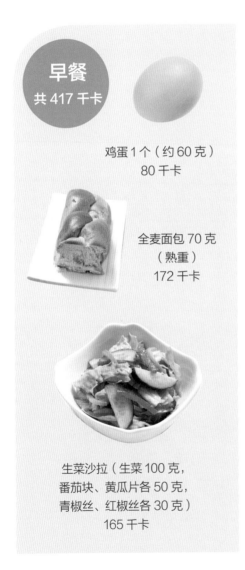

1600~1700千卡
全天带量食谱

早餐
共 417 千卡

鸡蛋 1 个（约 60 克）
80 千卡

全麦面包 70 克
（熟重）
172 千卡

生菜沙拉（生菜 100 克，
番茄块、黄瓜片各 50 克，
青椒丝、红椒丝各 30 克）
165 千卡

上午加餐：1 根黄瓜，约 200 克
（15 千卡）。

午餐
共 629 千卡

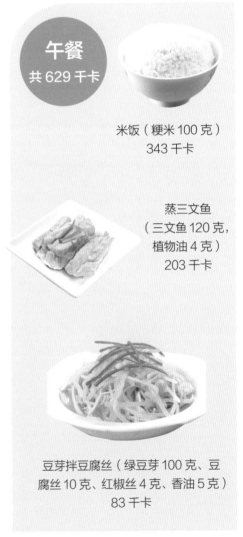

米饭（粳米 100 克）
343 千卡

蒸三文鱼
（三文鱼 120 克，
植物油 4 克）
203 千卡

豆芽拌豆腐丝（绿豆芽 100 克、豆
腐丝 10 克、红椒丝 4 克、香油 5 克）
83 千卡

下午加餐：苏打饼干 20 克
（80 千卡）。

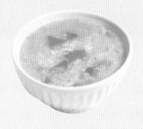

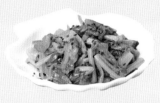

晚餐
共 328 千卡

南瓜粥
（大米 30 克、南瓜 100 克）
126 千卡

黑芝麻拌菠菜（菠菜 200 克、
熟黑芝麻 10 克、香油 2 克）
119 千卡

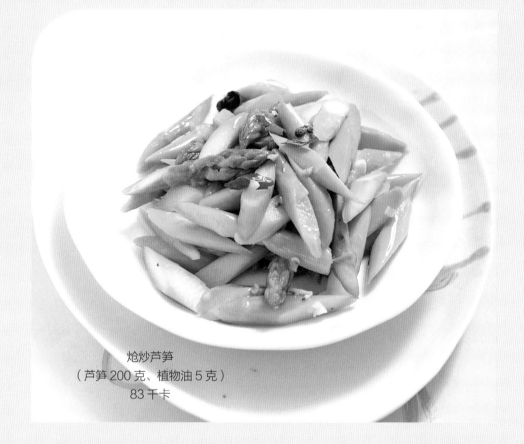

炝炒芦笋
（芦笋 200 克、植物油 5 克）
83 千卡

睡前加餐：牛奶 1 杯（100 毫升，约 54 千卡），1 根香蕉，约 150 克（137 千卡）。

合计：全天热量相加约为 1660 千卡。

每个人需要摄入的热量不同，食盐摄入量也相应有所区别。痛风患者根据病情需要调整盐量，一般每人 3 ~ 6 克 / 天。

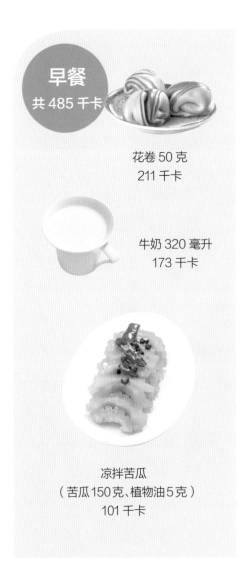

1700~1800千卡
全天带量食谱

早餐
共 485 千卡

花卷 50 克
211 千卡

牛奶 320 毫升
173 千卡

凉拌苦瓜
（苦瓜150克、植物油5克）
101 千卡

上午加餐：20克五香牛肉
（46 千卡）。

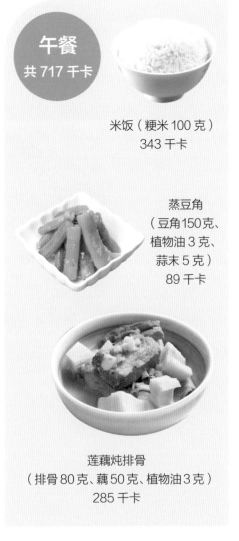

午餐
共 717 千卡

米饭（粳米 100 克）
343 千卡

蒸豆角
（豆角150克、
植物油3克、
蒜末5克）
89 千卡

莲藕炖排骨
（排骨80克、藕50克、植物油3克）
285 千卡

下午加餐：煮鸡蛋1个（72千卡）。

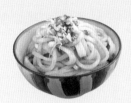

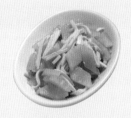

晚餐
共 417 千卡

凉拌面
（挂面 90 克、香油 2 克）
311 千卡

豆腐干炒莴笋
（莴笋 100 克、豆腐干 50 克、
植物油 3 克）
47 千卡

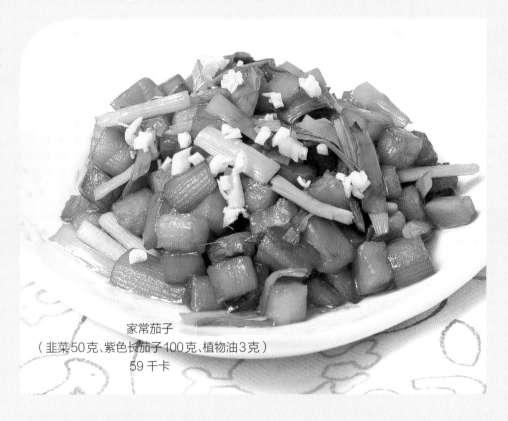

家常茄子
（韭菜 50 克、紫色长茄子 100 克、植物油 3 克）
59 千卡

睡前加餐：草莓 5 个，约 70 克（21 千卡）

合计：全天热量为 1758 千卡。

可以根据《中国居民膳食指南（2016）》中推荐的摄入量，尽量丰富自己的饮食结构，掌握哪些可以多食用一些，哪些最好少吃或用其他食材代替。既做到合理饮食，又不会导致尿酸升高。

迈开腿，动起来，痛风不敢靠近

有氧运动是首选

运动分为有氧运动和无氧运动，其中有氧运动是控制尿酸的首选运动。有氧运动有其独特的特点，非常适合大多数人，包括痛风患者，其包含的项目也是多种多样的。快走、慢跑、登山、骑自行车、游泳、跳舞、跳健美操、打太极拳、扭秧歌、打门球、打网球等，都属于有氧运动。

运动要安全合理

1. 运动强度：有氧运动的安全心率一般是最高心率（为1分钟内心率的最高值，用220减去年龄估算）的60%～70%，这个心率范围也适宜于健身与减肥。一般在运动停止后，即刻测脉率、心率或颈动脉搏动，数数运动后最初10秒钟内的脉搏数，再将之乘以6，就计算出1分钟的心率。注意一般锻炼后心率的测量要争取在运动后10秒钟内测定。如果是60岁以上或体质较差的中老年人，可按这个公式简单计算：170-年龄。

2. 运动时间：每次30～40分钟，包括准备运动5～10分钟；正式运动15～20分钟，此期间可达到预计的心率；整理运动5～10分钟。

3. 运动频率：对于一般人来说，每周进行3～5次较合适，基本上以隔日运动为宜，但是间隔天数不宜超过3天。

有氧运动推荐

1. 散步：每天以轻快的速度进行散步，时间约30分钟，每分钟60～80步。

2. 快步走：晚饭前挑选一段路快步走一阵，时间约20分钟，以不引起疼痛或不感到明显疲劳为度。

3. 太极拳：每天傍晚集中注意力打太极拳10～15分钟，做动作时呼吸要稳定深长。

4. 瑜伽：应从缓慢轻松的动作做起，保持呼吸顺畅，勿做高难度姿势，以免受伤。

5. 游泳：游泳时间不应超过1小时，中间可上岸休息10～20分钟。

第4章

选对食物，
让尿酸恢复常态

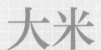

谷薯杂豆

放心吃的低嘌呤类

大米

促进尿酸排出

（嘌呤含量）

18 低 ★☆☆

（推荐用量）

每日 50 克（生大米）

（降尿酸关键营养成分）

维生素 E 亚油酸

对痛风和并发症的功效

增加尿酸排泄。大米含有的钾、镁等，可有效碱化尿液，增加尿酸在尿液中的溶解度，促进体内尿酸排出体外。

完美搭档

大米 + 黑米

两者同食，可防止餐后血糖急剧上升，平稳血糖。适宜痛风合并糖尿病患者食用。

养生营养

平常用来做饭的普通大米又称粳米。大米含有人体必需的淀粉、蛋白质等营养成分，可以提供人体所需的营养和热量。中医认为，米汤能够补液添精，对患者、产妇和老人最为适宜。当有咳嗽等病症时，可以喝一些大米熬煮的米汤。

需要提醒的是，米汤要黏稠才有效，不能太稀。

注：书中食物嘌呤含量单位为毫克 /100 克。

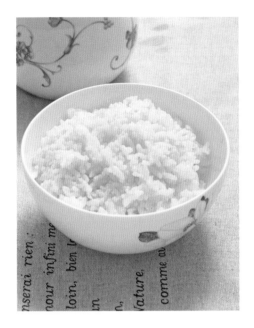

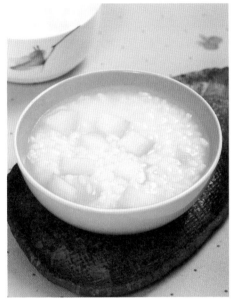

二米饭

痛风急性发作期 + 缓解期

材料 大米 100 克，小米 30 克。
做法

1　大米、小米淘净。
2　在电饭锅中加入适量清水，放入大米和小米，按下煮饭键，煮熟后不要马上开盖，再焖一小会儿。

冬瓜粥

痛风急性发作期 + 缓解期

材料 冬瓜 200 克，大米 60 克。
做法

1　大米淘洗干净；冬瓜洗净，切块。
2　将冬瓜块和大米放入锅中，加水 1000 毫升，先大火煮沸，改小火慢炖，至瓜软米熟粥稠即可。

烹饪智慧　可将小米用黑米代替。黑米有补气益血的功能，很适合身体虚弱的痛风患者食用。但要注意嘌呤含量有所升高，痛风急性发作期患者不宜食用。

注: 本书菜谱用量为 2 ~ 3 人份。

小米

利于水液代谢，帮助排出尿酸

（嘌呤含量）
7 低 ★☆☆

（推荐用量）
每日 50 克（生小米）

（降尿酸关键营养成分）
钾　蛋白质

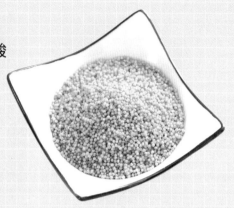

对痛风和并发症的功效

　　帮助肾脏排尿酸。小米性味甘咸而凉，有滋养肾气、和中健脾、下气除热的功效，现代研究表明，小米还是高钾低钠食品，有利于体内水液代谢，帮助肾脏排尿酸。此外，小米还属于低嘌呤食物，经常食用，对预防和治疗痛风有一定的辅助功效。

完美搭档

小米 + 燕麦

　　两者搭配有降压降脂功效，可调节代谢，促进尿酸排泄，预防高尿酸血症。

养生营养

小米中蛋白质、碳水化合物的含量很高，由于小米通常无须精制，因此保存了较多的营养素和矿物质。小米具有滋阴养血的功效，有助于恢复体力。其对抗腹泻、呕吐、消化不良及糖尿患者都有帮助。

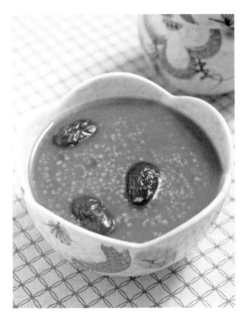

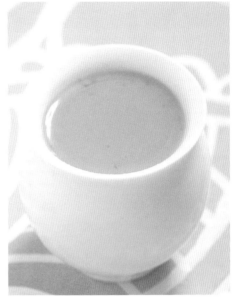

小米大枣粥

痛风急性发作期 + 缓解期

材料 小米 100 克，大米 25 克，大枣 4 颗。

调料 红糖少许。

做法

1 小米和大米分别淘洗干净，浸泡 30 分钟；大枣洗净，去核。

2 锅内放小米、大米、大枣，加清水大火烧开后转小火煮至米粒开花，放红糖熬煮 2 分钟即可。

燕麦小米豆浆

痛风缓解期

材料 红豆 50 克，燕麦片、小米各 25 克。

调料 冰糖少许。

做法

1 红豆用清水浸泡 4 小时，洗净；燕麦片淘洗干净；小米洗净。

2 将上述食材倒入豆浆机中，加水至上、下水位线间，按"豆浆"键，煮至豆浆做好，加冰糖化开即可。

烹饪
智慧
还可以加几片玫瑰花瓣，有柔肝醒胃、舒气活血、美容养颜的功效。

糯米

补气益肾，利于痛风治疗

（嘌呤含量）
18 低 ★☆☆

（推荐用量）
每日 50 克（生糯米）

（降尿酸关键营养成分）
碳水化合物　钾

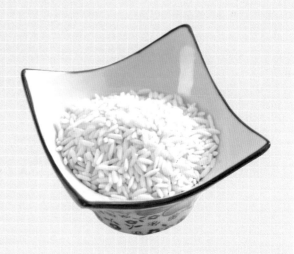

对痛风和并发症的功效

有助病情康复。糯米有补中益气、健胃补肾的作用，且嘌呤含量低，可缓解痛风症状，适合痛风患者经常食用，帮助患者强身健体。

完美搭档

糯米 + 大枣

两者同食具有温中祛寒的功效，还可改善脾胃虚弱症状。

养生营养

糯米含有蛋白质、脂肪、钙、磷、铁、维生素 B_1、维生素 B_2 等，营养丰富。糯米对于哮喘、支气管炎等慢性病患者，恢复期的患者及体虚者，都是一种很好的营养食品。中医认为，糯米补中益气（补脾气、益肺气），其中血糯米的补益功效更佳，有补血旺血的作用，民间多用来酿酒，有补血虚之效。

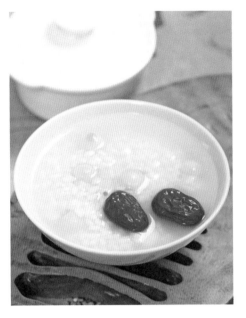

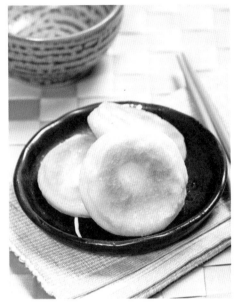

红枣莲子糯米粥

痛风急性发作期 + 缓解期

材料 莲子 20 克，糯米 100 克，红枣 10 克。

调料 白糖适量。

做法

1 莲子去皮、去心，洗净；糯米洗净后，浸泡 30 分钟；红枣洗净、去核。

2 锅中加水，烧开，放入备好的莲子、糯米和红枣。

3 用小火熬煮成粥，出锅前加入白糖调味即可。

糯米饼

痛风急性发作期 + 缓解期

材料 糯米粉 300 克。

调料 白糖适量。

做法

1 白糖加温水搅拌至化；糯米粉倒入盛器中，淋入糖水和适量清水，和成软硬适中的面团，盖上湿布，醒发 30 分钟。

2 将醒发好的面团搓长条，揪成大小均匀的剂子，按扁，擀成小薄饼形，制成饼坯。

3 锅置火上烧热，倒入适量植物油，下入饼坯，煎至熟透且两面金黄即可。

玉米

利尿除湿，避免体内尿酸堆积

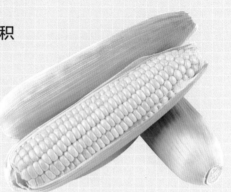

(嘌呤含量)

9 低 ★☆☆

(推荐用量)

每日 70 克

(降尿酸关键营养成分)

碳水化合物　膳食纤维

对痛风和并发症的功效

避免尿酸在体内堆积。《本草推陈》中记载："为健胃剂，煎服亦有利尿之功。"玉米可以调中益气、健脾养肺，是止血利湿的好食材，可促进尿酸排出，避免尿酸在体内堆积，防止痛风。而且，玉米嘌呤含量低，适合经常适量进食，不用担心嘌呤摄入过量。

利尿减压。玉米嘌呤含量很低，中医认为其可利尿除湿，利尿的同时可将体内的尿酸排出体外，避免尿酸在体内沉积，缓解关节疼痛，适宜痛风患者食用。

完美搭档

玉米 + 鸡蛋

两者搭配能防止血液中的胆固醇水平升高，防止血液黏稠，防治痛风合并高脂血症。

养生营养

玉米含有膳食纤维、蛋白质、磷、淀粉、钾、B 族维生素等营养物质，能为痛风患者提供丰富的营养。玉米富含不饱和脂肪酸，尤其是亚油酸的含量高达 60% 以上，它和胚芽中的维生素 E 协同作用，可降低血液胆固醇浓度，并防止其沉积于血管壁。

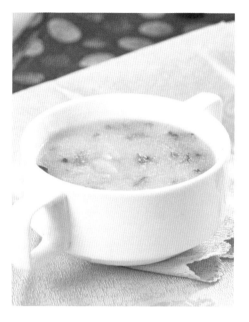

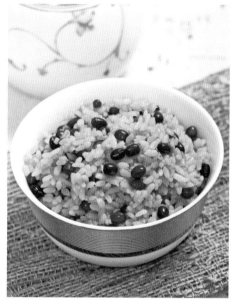

玉米菠菜粥

痛风急性发作期 + 缓解期

材料 菠菜 100 克，玉米面 150 克。

调料 盐、花椒粉各适量，香油 3 克。

做法

1. 菠菜择洗干净，放入沸水中焯一下捞出，冷水里过凉，沥干，切末。

2. 将玉米面用冷水调成没有结块的稀粥状。

3. 将调好的玉米面水倒入锅内，加入适量的水，煮成稠粥，放入菠菜末、盐、花椒粉和香油调味，即可食用。

玉米红豆饭

痛风缓解期

材料 红豆、玉米糁各 50 克，大米 100 克。

做法

1. 红豆、玉米糁、大米分别淘洗干净；大米浸泡 20 分钟；玉米糁浸泡 4 小时；红豆浸泡一晚，用蒸锅蒸熟，待用。

2. 用电饭锅做米饭，可先将浸泡好的玉米糁、红豆入锅煮开，约 15 分钟后加入大米做成饭。如用高压锅可一同下锅，做成米饭即可。

> **烹饪智慧** 可根据自己喜好，适当调整大米与玉米糁的比例，一般（3 ~ 5）：1 蒸出来的饭口感较好。

荞麦

有助于痛风患者调节血糖

（嘌呤含量）

＜25 低 ★☆☆

（推荐用量）

每日60克（生荞麦）

（降尿酸关键营养成分）

碳水化合物　钾　膳食纤维

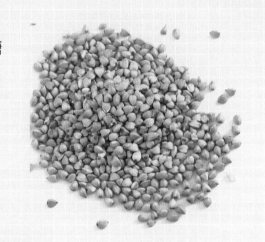

对痛风和并发症的功效

调节血清胆固醇。荞麦含蛋白质、膳食纤维、碳水化合物、钾、镁及B族维生素、维生素E等营养成分。荞麦中的膳食纤维能促进有毒物质的排泄，调节血清的总胆固醇含量。

软化血管，降脂降糖。现代医学研究证明，荞麦含有芦丁，具有软化血管、降血脂的作用，对调理痛风合并高血压、高脂血症有益。荞麦中还含有镁、膳食纤维等，这些元素有助于调节血糖。

完美搭档

荞麦 + 芝麻酱

荞麦做成面条或糕点，加上芝麻酱，别具一番风味，对血脂高及因此所导致的心脑血管疾病有预防保健作用。

养生营养　荞麦中的维生素E，具有较强的抗氧化作用，可抑制和消除人体内过剩的自由基，消除皮肤的色素沉积，增强人体免疫功能。

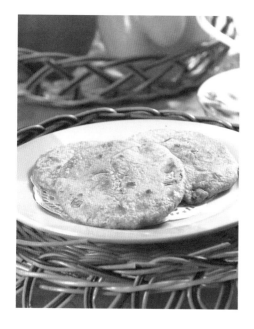

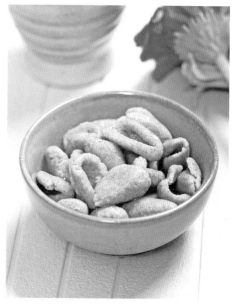

葱香荞麦饼

痛风缓解期

材料 荞麦粉 300 克。

调料 葱花、盐、植物油各适量。

做法

1 荞麦粉倒入足够大的容器中，加适量温水和成光滑的软面团，醒发 30 分钟；葱花拌入少许植物油和盐。

2 醒发好的面团擀成面片，把葱花均匀地撒在上面，卷成面卷，分成 3 等份，将面卷露出葱花的两头捏紧，按成圆饼状，用擀面杖擀薄，放入煎锅中烙熟即可。

> **烹饪智慧** 葱花也可以换成芹菜叶，因为芹菜叶的营养素含量非常高。

荞麦耳

痛风缓解期

材料 荞麦粉 200 克。

调料 盐适量。

做法

1 荞麦粉加水和面，揉好稍醒。

2 将醒好的荞麦面搓成手指粗的圆条，然后切成指甲盖大小的剂，用一个拇指在另一个手掌中搓成猫耳朵状的小卷。

3 锅内加水烧开，加入荞麦卷煮熟即可。

> **烹饪智慧** 想要搓出的面卷上带有花纹，可以放在家里有条纹或网格的物品表面上搓制。

红薯

帮助痛风患者减肥

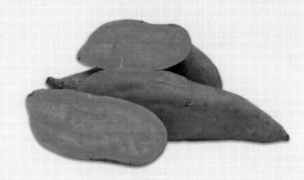

(嘌呤含量)
3 低 ★☆☆

(推荐用量)
每日 150 克

(降尿酸关键营养成分)
维生素 C　维生素 B_2　膳食纤维

对痛风和并发症的功效

利于尿酸排出。红薯中含有大量的膳食纤维和钾，有利于痛风患者排出尿酸。

预防心血管疾病。红薯含有的叶酸、维生素 C、维生素 B_6 有助于预防心血管疾病。

完美搭档

红薯 + 芹菜

两者都有调理血压的功效，而且嘌呤、脂肪含量都较低，痛风并发高血压患者可经常食用。

养生营养

红薯含有丰富的膳食纤维、钾、果胶、维生素 C 及 B 族维生素，被营养学家称为营养均衡的保健食品，具有排毒通便、降低血脂等作用。另外，红薯饱腹感强，适合痛风合并肥胖者食用。

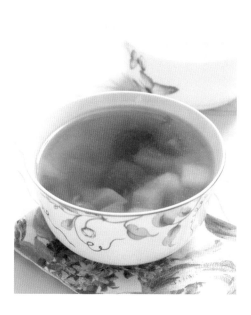

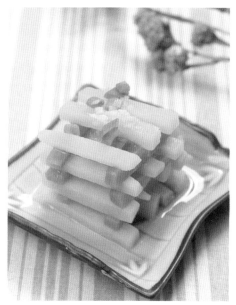

番茄红薯汤

痛风急性发作期 + 缓解期

材料 红薯、梨、番茄各 100 克，杨梅
50 克。

调料 蜂蜜 5 克。

做法

1 红薯去皮切块；梨去皮去核，切块；
番茄洗净切块；杨梅洗净。

2 锅置火上，加适量清水，放入红薯
块煮 15 分钟，加入梨块煮 5 分钟，
再加入番茄块煮 5 分钟，最后加入
杨梅转小火，煮 5 分钟关火。稍凉，
调入蜂蜜即可。

姜汁红薯条

痛风急性发作期 + 缓解期

材料 红薯 300 克，胡萝卜 50 克。

调料 生姜 10 克，葱花 5 克，香油、
盐各适量。

做法

1 红薯去皮，洗净，切成粗条；胡萝
卜去皮洗净，切条；生姜去皮，切
末，捣出姜汁，加盐、香油调成调
味汁备用。

2 锅内放入适量水煮沸，放入红薯条、
胡萝卜条煮熟，捞出沥水，码入盘中，
将调味汁淋到红薯条、胡萝卜条上，
再撒上葱花即可。

土豆

低嘌呤、高钾利尿

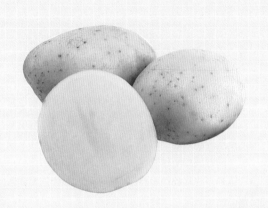

(嘌呤含量)
4 低 ★☆☆

(推荐用量)
每日 150 克

(降尿酸关键营养成分)
维生素 C　钾　膳食纤维

对痛风和并发症的功效

高钾利尿。土豆属于低热量食物，富含钾和维生素 C，有利尿的作用，而且土豆营养非常丰富，加之其嘌呤含量非常低，因此，痛风患者很适宜经常食用。

完美搭档

土豆 + 青椒

土豆能健脾补气，青椒富含多种维生素，尤其是维生素 C 含量丰富，维生素 C 有利于降低血液中的尿酸水平。两者搭配食用，能提高痛风患者的免疫力。

养生营养

土豆的蛋白质含量与谷物相似，但热量大大低于谷类。同时膳食纤维含量较高。每天用土豆代替一餐的谷类，不但有助于控制体重，还可以缓解便秘症状。

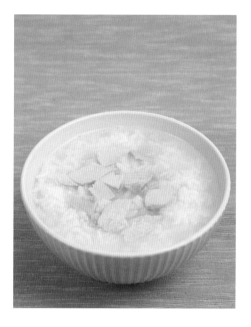

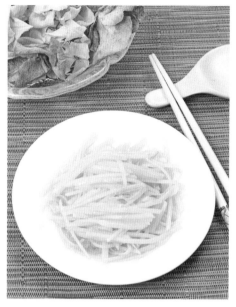

土豆鸡肉粥

痛风急性发作期 + 缓解期

材料 鸡肉50克，大米、土豆各100克。

调料 盐适量。

做法

1 将大米淘洗干净；鸡肉洗净，焯水；土豆洗净，切丁。

2 锅置火上，加入适量清水煮沸，放入鸡肉，用小火煮熟，捞出，沥干。

3 把洗好的大米、土豆丁倒入鸡汤锅中，煮沸后用小火熬至黏稠，加盐调味。把鸡肉切片，撒在粥面上即可。

烹饪智慧 鸡肉也可以换成牛肉，土豆加牛肉可以使得热量与蛋白质搭配更合理。

醋熘土豆丝

痛风急性发作期 + 缓解期

材料 土豆500克。

调料 醋10克，花椒2克，葱花、姜丝各5克，盐4克，植物油适量。

做法

1 土豆去皮洗净，切丝，浸泡5分钟。

2 锅内放油烧热，先将花椒炸香，捞出，再放入葱花、姜丝，随即放入土豆丝翻炒至八成熟，再加入醋、盐翻炒均匀即可。

黑米

改善痛风患者新陈代谢

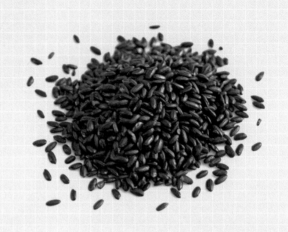

(嘌呤含量)
59 中 ★★☆

(推荐用量)
每日 50 克（生黑米）

(降尿酸关键营养成分)
碳水化合物　钾　膳食纤维

对痛风和并发症的功效

缓解关节炎。黑米含有丰富的营养成分，被称为"黑珍珠"，其含有的花青素类物质可抗衰老、促进血液循环，能缓解痛风引起的关节炎等不适症状，适合痛风患者食用。

完美搭档

黑米 + 红枣

红枣富含维生素 C，可促进尿酸溶解与排泄，与黑米搭配，缓解痛风的效果更佳。还可以补血、补肾，对贫血和肾虚有很好的补养作用。

养生营养

黑米所含蛋白质不但比普通大米少，人体所需的赖氨酸、精氨酸、蛋氨酸、色氨酸等，黑米中都含有，中医认为黑米可滋养肌肤，防止白发早生，具有延缓衰老之功效。另外，黑米中含有的锌、铁和铜，对血管具有保护作用，含有的黄酮类化合物能够维持血管的正常渗透压，降低血管的脆性，防止血管破裂。

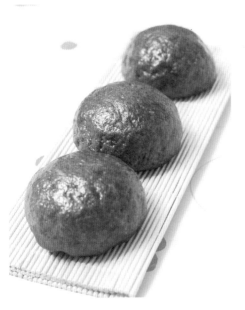

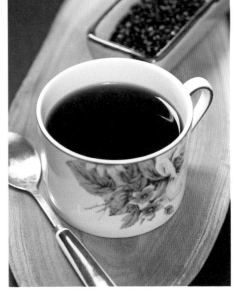

黑米面馒头

痛风急性发作期 + 缓解期

材料 面粉 200 克，黑米粉 50 克。

调料 酵母适量。

做法

1 酵母用 35℃的温水化开，将面粉、黑米粉一起倒入盆中，加酵母水揉成光滑的面团。

2 将面团制成馒头生坯，醒发 30 分钟后放入沸腾的蒸锅内，蒸 10 ~ 15 分钟即可。

烹饪智慧　可将面粉换成荞麦粉或直接与荞麦粉联合使用，更适合伴有糖尿病的患者食用。

黑米茶

痛风缓解期

材料 黑米 50 克。

做法

1 黑米用清水淘洗几遍，控干。

2 将黑米用大火炒 5 分钟，然后转小火继续炒15 ~ 20 分钟至黑米开裂，露出白色的米心即可。

3 每次冲泡时取 20 ~ 40 克炒好的黑米，加 500 克开水，闷 10 分钟后即可代茶饮用。

烹饪智慧　炒好的黑米要装进干燥的密闭盛器中存放。

红豆

利尿排酸

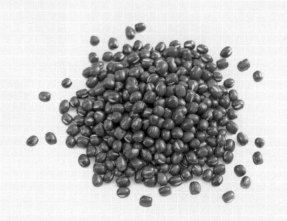

(嘌呤含量)
53 中 ★★☆

(推荐用量)
每日 30 克（生红豆）

(降尿酸关键营养成分)
碳水化合物　钾　膳食纤维

对痛风和并发症的功效

　　利尿减肥。红豆中除了富含钾之外，其外皮中所含的皂苷有很强的利尿作用，能促进体内尿酸的排泄。现代药理学研究发现，红豆中含有一种皂苷类物质，能促进通便及排尿，对心脏病、肾病引起的水肿有辅助治疗作用。红豆还是理想的高蛋白、低脂肪、高营养食品，且有较多的膳食纤维，具有良好的润肠通便、健美减肥的作用。

完美搭档

红豆 + 薏米

　　红豆和薏米都具有利水消肿的功效，两者搭配吃效果更明显，辅助治疗肾炎水肿的效果很好。

养生营养　红豆含蛋白质、碳水化合物、膳食纤维、皂苷、钾等成分，营养价值很高，是夏秋季良好的补品。除了有养护心肾、防癌抗癌等作用外，恰当食用红豆还可除斑养颜。红豆还富含叶酸，叶酸具有抗动脉粥样硬化、防治心脑血管病等作用。

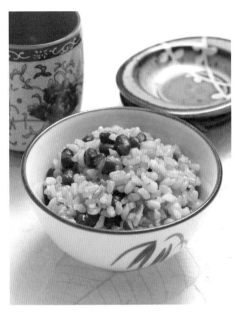

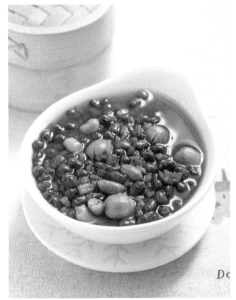

薏米红豆糙米饭

痛风缓解期

材料 糙米 125 克，薏米 50 克，红小豆 25 克。

做法

1 薏米、糙米、红小豆分别淘洗干净。

2 把薏米、红小豆和糙米一起倒入高压锅中，倒入没过米面 2 个指腹的清水，盖上锅盖，以中火煮熟即可。

> **烹饪智慧**
> 由于糯米嘌呤含量也不高，可将糙米换成糯米蒸饭食用，增加米饭的黏滑性，吃起来口感更好。

莲子红豆花生粥

痛风缓解期

材料 红小豆 50 克，花生仁 30 克，大米 50 克，莲子 10 克。

做法

1 红小豆淘洗干净，用清水浸泡 4 ~ 6 小时；花生仁挑净杂质，洗净，用清水浸泡 4 小时；莲子洗净，用清水泡软；大米淘洗干净。

2 锅置火上，倒入适量清水烧开，下入红小豆、花生仁、大米、莲子，大火烧开后转小火煮至锅中食材全部熟透即可。

绿豆

清热解毒，利尿降压

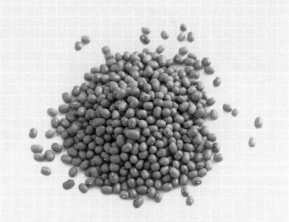

(嘌呤含量)
75 中 ★★☆

(推荐用量)
每日 50 克（生绿豆）

(降尿酸关键营养成分)
碳水化合物　钾　膳食纤维

对痛风和并发症的功效

利尿降压。绿豆是利尿食物，可促进人体排尿、排钠。《本草纲目》中记载："绿豆，性味甘寒，治痘毒，利肿胀。" 现代医学认为，绿豆能降低血脂和胆固醇，有较明显的解毒、保肝作用。且绿豆在体内代谢后能够产生碱性物质，可以减少尿液，避免尿酸盐形成结石。

完美搭档

| 绿豆 + 南瓜 | 绿豆搭配南瓜，可起到缓解头晕乏力、利尿、降脂等多种功效。 |

| 绿豆 + 黑木耳 | 两者搭配，可清热除烦、凉血降压，预防痛风并发高血压。 |

养生营养　绿豆不仅是一种用于保健的食材，也是一种非常出色的杂粮。绿豆皮里面含有大量的抗氧化成分，有助于降血脂、减少血栓形成。绿豆中还有生物碱、豆固醇以及大量的膳食纤维等，有助于降低血压和胆固醇，防止动脉粥样硬化。

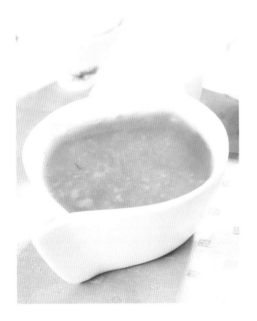 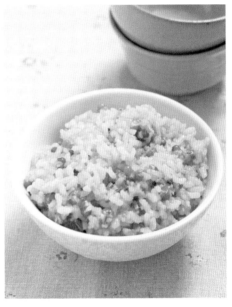

绿豆芹菜汤

痛风缓解期

材料 绿豆、芹菜各50克。

调料 盐、香油、水淀粉各适量。

做法

1 绿豆洗净，用清水浸泡6小时；芹菜择洗干净，切段。

2 将绿豆和芹菜段放入搅拌机中搅成泥。

3 锅置火上，加适量清水煮沸，倒入绿豆芹菜泥搅匀，煮沸后用盐调味、水淀粉勾芡，淋入香油即可。

> **烹饪智慧** 也可以选择绿豆和苦瓜搭配，具有清凉、解渴、消暑的效果。

玉米绿豆饭

痛风缓解期

材料 绿豆、玉米糁各50克，大米100克。

做法

1 绿豆、玉米糁、大米分别淘洗干净；大米浸泡20分钟；玉米糁浸泡4小时；绿豆浸泡一晚。

2 用电饭锅做米饭，可先将浸泡好的玉米糁、绿豆入锅煮开，约15分钟后加入大米做成饭。

> **烹饪智慧** 如用高压锅蒸米饭，所有材料可一同下锅，一起蒸成米饭即可。

豆腐

改善酸性体质，辅助防治痛风

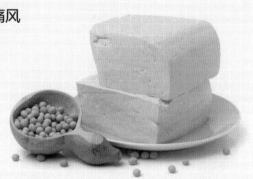

(嘌呤含量)

56 中 ★★☆

(推荐用量)

每日 50 克

(降尿酸关键营养成分)

钾　钙

对痛风和并发症的功效

降血脂。豆腐不含胆固醇，且大豆皂苷还能降低血中胆固醇和甘油三酯的含量，从而起到降低血脂的作用。

完美搭档

豆腐 + 黑木耳　　两者均为健康食品，同食可降低胆固醇，预防高脂血症的发生，减少患痛风的风险。

养生营养　豆腐有"植物肉"的美称，富含易被人体吸收的优质蛋白质，还含有铁、钙、磷、镁等多种矿物质。大豆中含有的大豆皂苷可调节免疫功能，抑制肿瘤细胞的生长。大豆中含有的异黄酮也具有抗癌作用。

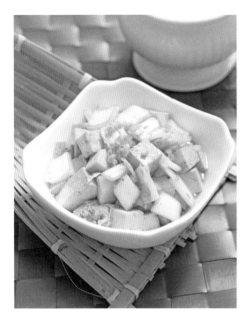
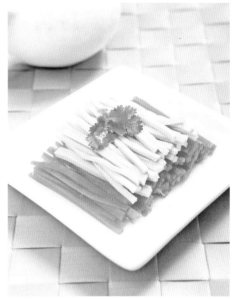

白菜豆腐

痛风缓解期

材料 白菜 200 克，北豆腐 100 克。

调料 葱花、盐各适量。

做法

1 白菜洗净，切片；北豆腐用水冲一下，切块。

2 锅里倒油，爆香葱花，加适量水煮开。

3 放白菜片，盖好盖，煮 3 分钟，开盖加豆腐块，煮开后关火，继续闷 5 分钟。

4 最后加适量盐调味即可。

> **烹饪智慧** 白菜可以换成生菜，两者搭配，脂肪、胆固醇、糖含量低，适合伴有糖尿病的患者食用。

豆腐丝拌胡萝卜

痛风缓解期

材料 胡萝卜 200 克，豆腐丝 100 克。

调料 盐、香油各 2 克，香菜末适量。

做法

1 胡萝卜洗净，切丝；豆腐丝用水冲一下，切短。

2 胡萝卜丝放入沸水中焯一下。

3 将胡萝卜丝、豆腐丝放入盘内，加盐、香菜末和香油拌匀即可。

> **烹饪智慧** 胡萝卜也可以用擦板擦成细丝放在菜中凉拌着吃，味道也很不错。

放心吃的低嘌呤类

芹菜

缓解痛风急性期症状

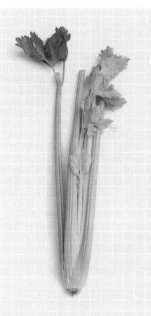

(嘌呤含量)
10 低 ★☆☆

(推荐用量)
每日 100 克

(降尿酸关键营养成分)
维生素 C　钾　膳食纤维

对痛风和并发症的功效

清热利尿。芹菜含有丰富的维生素和矿物质，能够促进体内废物的排出，还有清热、利水消肿的功效，而且嘌呤含量很低，因此，非常适合痛风患者食用，尤其是痛风急性期的患者。

完美搭档

芹菜 + 花生

花生具有止血、润肺，以及降血压、降胆固醇等功效；芹菜具有清热、利尿、平肝、明目和降血压的功效。两者同食可改善脑血管循环、利尿、降血压。

养生营养

芹菜的叶、茎含有挥发性物质，别具芳香，能增强人的食欲。芹菜中含有丰富的钾，是缓解高血压病及其并发症的佳品，对于血管硬化、神经衰弱患者也有辅助治疗作用。芹菜汁还有调节血糖作用。

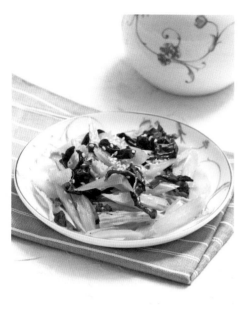

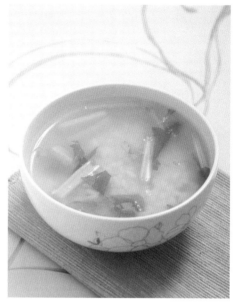

腐竹拌芹菜

痛风急性发作期 + 缓解期

材料 芹菜 200 克，腐竹（水发）、木耳（水发）各 50 克，熟白芝麻少许。

调料 盐、香油各适量。

做法

1 芹菜洗净，焯水后切寸段备用。

2 腐竹、木耳泡发后洗净，切丝，焯水至熟，备用。

3 取大碗，放入上述食材，加入所有调料拌匀，码盘撒芝麻即可。

烹饪智慧 可将腐竹换成红甜椒和芹菜一起拌食，红甜椒能温中健胃、散寒燥湿、发汗，可增强痛风患者食欲。

芹菜大米粥

痛风急性发作期 + 缓解期

材料 芹菜 100 克，大米 150 克。

调料 盐适量。

做法

1 大米淘洗干净；芹菜去根，洗净，切段。

2 锅内加适量水，将芹菜段和大米放入锅内，大火烧沸后，改用小火熬。

3 至米煮熟成粥，加入适量盐，拌匀即可。

烹饪智慧 芹菜叶中所含的维生素 C 比茎多，煮粥时，选择鲜嫩的芹菜叶效果更好。

荠菜

缓解痛风引起的炎症

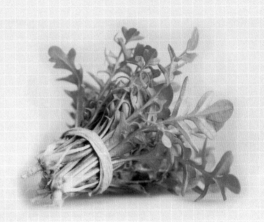

(嘌呤含量)

12 低 ★☆☆

(推荐用量)

每日 120 克

(降尿酸关键营养成分)

维生素 C　钾　膳食纤维

对痛风和并发症的功效

利尿消肿。中医认为，荠菜有清热止血、利尿消肿之功，能缓解痛风急性期出现的红、肿、热、痛症状。

降压降脂。荠菜含有维生素 C、膳食纤维、黄酮类物质，具有降压降脂的作用。荠菜中的膳食纤维可增强大肠蠕动，促进排泄，有助于防止高血压、冠心病、糖尿病等疾病。

完美搭档

荠菜 + 荸荠

痛风急性期可以吃荠菜炒荸荠或荸荠荠菜汤，能清热消肿、抗炎。荸荠可促进体内的糖、脂肪、蛋白质三大物质的代谢，调节酸碱平衡。

 养生营养

荠菜营养丰富，含有多种有机酸，还含有钾、钙、铁、磷、锰等矿物质以及维生素C、胡萝卜素、胆碱、黄酮类等物质。现代医学研究表明，荠菜有调节血压、扩张冠状动脉之功，所含荠菜酸有止血作用，对吐血、尿血、牙龈出血等也有疗效。

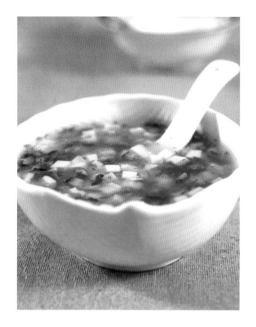

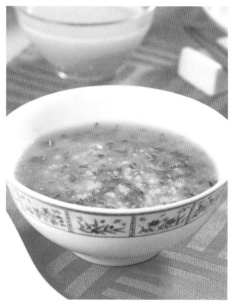

荠菜豆腐羹

痛风缓解期

材料 荠菜、猪瘦肉各50克，内酯豆
腐100克。

调料 香油3克，葱末、姜末、料酒、
盐各适量。

做法

1 荠菜择洗干净，切碎；内酯豆腐切
成丁；猪瘦肉洗净，切丝，加葱末、
姜末、料酒、盐拌匀，腌15分钟，
煮熟。

2 锅中倒油烧热，爆香葱末，放入肉
丝和豆腐丁，加水烧开，放入荠菜
碎煮熟，调入盐，最后淋上香油即可。

荠菜粥

痛风缓解期

材料 大米100克，荠菜100克。

调料 香油、盐各适量。

做法

1 大米淘洗干净；荠菜择洗干净，切末。

2 锅置火上，倒入大米，加适量清水，
大火煮沸，转小火煮至米粒熟烂，
放入荠菜末煮2分钟，用盐调味，
淋上香油即可。

白菜

防止尿酸性结石的形成

(嘌呤含量)

13　低 ★☆☆

(推荐用量)

每日 100 克

(降尿酸关键营养成分)

维生素 C　膳食纤维

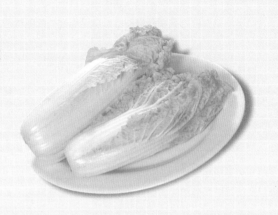

对痛风和并发症的功效

碱化尿液。白菜在体内代谢后产生的碱性成分能够碱化尿液，同时能促进沉积于组织内的尿酸盐溶解，防止尿酸结石形成。

防止血栓形成。白菜能防止血栓形成、调理血压，可以预防动脉粥样硬化及高血压。另外，白菜对糖尿病合并症，诸如肾病、眼底出血等疾病的预防都有一定的辅助作用。

完美搭档

白菜 + 鱼肉

　　白菜和鱼肉一同食用，能调理气血、开胃健脾、利尿消肿。

养生营养

　　白菜含有大量的膳食纤维，常食能起到润肠通便、促进排毒的作用，对预防肠癌有良好作用。中医认为白菜性微寒，有清热除烦、解渴利尿的功效，痛风患者常食有助于体内尿酸排泄。

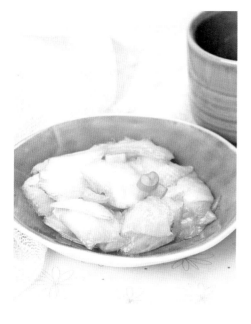

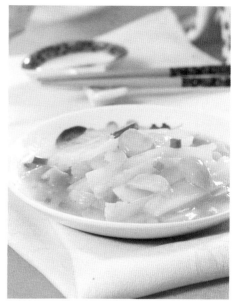

醋熘白菜

痛风急性发作期 + 缓解期

材料 白菜 250 克。

调料 蒜片、葱花、醋、盐各适量。

做法

1 白菜洗净，切片，放在清水中浸泡 5 分钟左右。

2 锅里放底油，放入切好的葱花、蒜片，炒出香味。

3 继续放入醋、盐调味，最后放入切片的白菜，翻炒数下就可以出锅了。

> **烹饪智慧** 放入白菜后要快速翻炒，这样可以避免白菜变软而影响口感。

板栗烧白菜

痛风急性发作期 + 缓解期

材料 白菜 250 克，板栗 100 克。

调料 盐、葱花各 3 克，水淀粉、植物油各适量。

做法

1 白菜洗净，切段；板栗煮熟，剥壳取肉。

2 板栗肉放油锅炸至金黄色捞出。

3 另取锅倒油烧热，放葱花炒香，下入白菜煸炒，放盐、板栗，加清水烧开，焖 5 分钟，用水淀粉勾芡，撒上葱花即可。

冬瓜

利小便，促进尿酸排出

(嘌呤含量)
3 低 ★☆☆

(推荐用量)
每日 100 克

(降尿酸关键营养成分)
钾　维生素 C

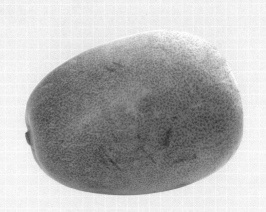

对痛风和并发症的功效

利尿减肥。冬瓜能利小便、利湿祛风。冬瓜所含的维生素 C 能促进尿酸排泄，从而预防关节疼痛。另外，冬瓜本身几乎不含脂肪，热量低，肥胖的痛风患者可以长期食用，减肥的同时也可缓解关节疼痛的痛苦。

完美搭档

冬瓜 + 海带

冬瓜和海带搭配食用，具有降压降脂、清热利尿的功效，适合高血压或高脂血症患者食用，可降低痛风的患病风险。

养生营养　冬瓜含有丰富的维生素、矿物质、膳食纤维等，其中维生素 B_1 可帮助消化，改善精神状况。维生素 C 可改善脂肪和胆固醇代谢。冬瓜含钠量很小，能利尿消肿，是肾炎浮肿患者的理想食疗蔬菜。

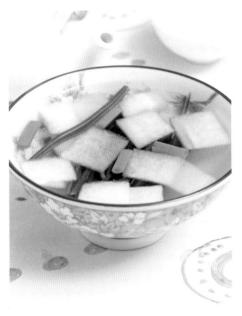

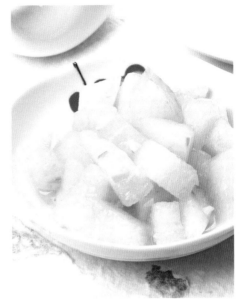

冬瓜海带汤

痛风急性发作期 + 缓解期

材料 冬瓜 150 克，海带 50 克。

调料 盐 2 克，葱段 5 克。

做法

1 冬瓜洗净，去皮、去瓤，切块，皮洗净；海带泡软洗净，切条。

2 锅内倒适量清水，放入冬瓜、冬瓜皮、海带煮熟透，撒上葱段，放盐调味，挑出冬瓜皮即可。

蒜末冬瓜

痛风急性发作期 + 缓解期

材料 冬瓜 300 克，大蒜 10 克。

调料 水淀粉 10 克，盐 4 克。

做法

1 冬瓜去皮去瓤洗净，切小块；大蒜去皮，拍碎，剁成末备用。

2 将冬瓜放入沸水锅中焯一下，捞出沥干。

3 锅置火上，放油烧至六成热，放入冬瓜块炒熟。

4 放盐炒匀，出锅前用水淀粉勾芡，放入蒜末拌匀即可。

丝瓜

通经络，减少尿酸盐结晶沉积

(嘌呤含量)
11 低 ★☆☆

(推荐用量)
每日 60 克

(降尿酸关键营养成分)
钾　维生素 C

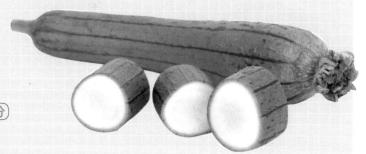

对痛风和并发症的功效

促进尿酸排泄。丝瓜含有皂苷类物质，具有一定的强心、利尿作用。痛风患者常食丝瓜可活血通络、利尿、排尿酸，减少尿酸盐结晶在软组织的沉积。

完美搭档

丝瓜 + 鸡蛋

丝瓜中富含叶酸，与含有蛋白质的鸡蛋搭配食用，有助于蛋白质合成，有利于痛风患者急性发作后恢复体能。

养生营养

丝瓜中维生素 C 含量较高，可用于抗坏血病。丝瓜藤茎的汁液具有保持皮肤弹性的特殊功能，能美容去皱。

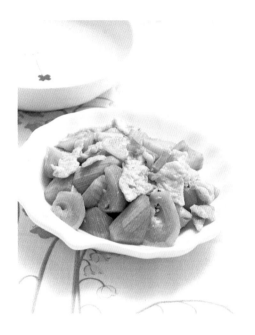

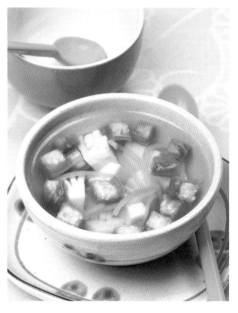

丝瓜炒鸡蛋

痛风急性发作期 + 缓解期

材料 丝瓜 400 克，鸡蛋 100 克。

调料 盐 3 克，葱段 5 克。

做法

1 丝瓜去皮洗净，切成滚刀片，放入开水中焯一下；鸡蛋打散，炒熟后盛出。

2 锅内用油爆香葱段，加入焯过水的丝瓜，加盐翻炒 30 秒，加入备好的炒蛋，翻炒均匀即可。

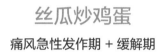 烹饪智慧　一起混炒也不要太长时间，20 ~ 30 秒也就可以出锅了。

丝瓜魔芋汤

痛风急性发作期 + 缓解期

材料 丝瓜 200 克，魔芋 100 克，绿豆芽 30 克。

调料 盐适量。

做法

1 将丝瓜洗净去皮、切块；绿豆芽洗净；魔芋用热水泡洗、切块。

2 锅内倒入清水煮开，放入丝瓜、魔芋，煮 10 分钟左右，放入绿豆芽稍煮一下，加盐调味即可。

烹饪智慧　丝瓜性凉，煮汤时可以放些姜丝，以中合其凉性。

黄瓜

利尿，降低体内尿酸水平

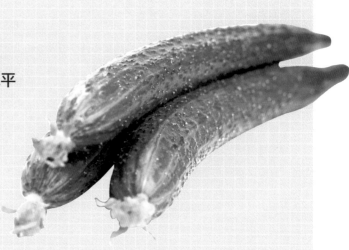

(嘌呤含量)

3 低 ★☆☆

(推荐用量)

每日 100 克

(降尿酸关键营养成分)

维生素 C　钾　膳食纤维

对痛风和并发症的功效

　　促进尿酸排出。痛风患者经常食用黄瓜，可帮助排出多余的尿酸。黄瓜含有的丙醇二酸可抑制碳水化合物转化为脂肪，有效降低胆固醇，适合痛风合并肥胖、糖尿病患者食用。

完美搭档

黄瓜 + 黑木耳

　　黄瓜具有利尿的功效，而黑木耳中的植物胶质有较强的吸附力，两者搭配可起到清肠排毒、降低血脂、利尿、排尿酸的作用。

养生营养　　黄瓜中所含的黄瓜酶是一种有很强生物活性的生物酶，它能有效地促进人体新陈代谢，促进血液循环，有润肤的功效。黄瓜含有的膳食纤维可降低血液中的胆固醇、甘油三酯含量，还可清肠排毒。

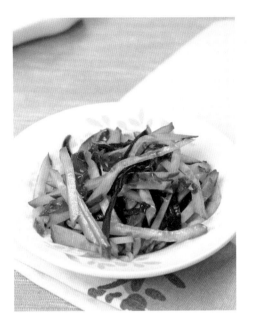

木耳拌黄瓜

痛风急性发作期 + 缓解期

材料　水发黑木耳、黄瓜各 100 克。
调料　醋 10 克，盐 3 克，辣椒油 2 克。
做法

1　水发黑木耳洗净，焯透，捞出，切丝；
　　黄瓜洗净，切丝；将醋、盐和辣椒
　　油拌匀，制成调味汁。

2　取盘，放入黄瓜丝和黑木耳丝，淋
　　入调味汁拌匀即可。

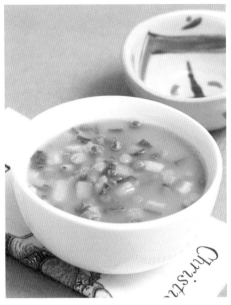

绿豆黄瓜粥

痛风急性发作期 + 缓解期

材料　大米 50 克，绿豆 50 克，黄瓜
　　150 克。
调料　盐适量。
做法

1　绿豆洗净，浸泡 1 小时；大米洗净，
　　浸泡 30 分钟；黄瓜洗净，去蒂，
　　切丁。

2　将绿豆与适量的水同放在锅内，置
　　大火上煮沸，再转小火煮至八成熟。

3　放大米，煮至绿豆开花、大米烂熟，
　　加入黄瓜丁，撒入适量盐即可。

苦瓜

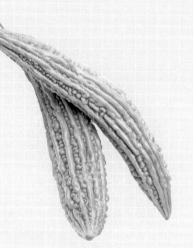

痛风伴糖尿病患者的"植物胰岛素"

（嘌呤含量）

11 低 ★☆☆

（推荐用量）

每日 100 克

（降尿酸关键营养成分）

维生素 C　钾　膳食纤维

对痛风和并发症的功效

　　利尿、降糖。苦瓜属于低脂肪、低嘌呤的碱性食物，富含钾、维生素 C，而且有"植物胰岛素"之称，所含的苦瓜苷和类似胰岛素物质有显著的降糖效果，因此适合痛风伴糖尿病患者食用。

完美搭档

胡萝卜 + 苦瓜

　　苦瓜和胡萝卜均有降糖作用，两者同食有促进肾上腺素合成、降血压、降血糖、降血脂、强心作用。

养生营养　　苦瓜含蛋白质、碳水化合物、维生素 C、膳食纤维、胡萝卜素、苦瓜苷等。苦瓜还含有生物碱类物质奎宁，有利尿活血、消炎退热的功效。

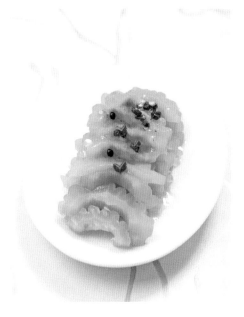

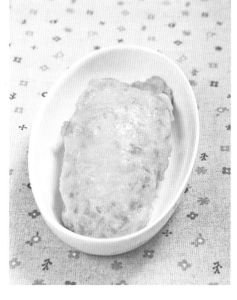

凉拌苦瓜

痛风急性发作期 + 缓解期

材料 苦瓜 200 克。

调料 盐 3 克，香油 5 克，花椒少许。

做法

1 苦瓜洗净，切片，放凉白开中泡 30 分钟，捞出，焯熟，沥干。

2 锅置火上，放油烧热，放入花椒爆香，将烧好的花椒油淋在苦瓜上，加盐、香油拌匀即可。

苦瓜煎蛋

痛风缓解期

材料 鸡蛋 3 个，苦瓜 100 克。

调料 葱末 5 克，盐 2 克，植物油、料酒各适量，胡椒粉少许。

做法

1 苦瓜洗净，切丁，焯烫；鸡蛋打散；将两者混匀，加葱末、盐、胡椒粉和料酒调匀。

2 锅置火上，倒入油烧至六成热，倒入蛋液，煎至两面金黄即可。

南瓜

高钾利尿，有助减肥

(嘌呤含量)

3 低 ★☆☆

(推荐用量)

每日 100 克

(降尿酸关键营养成分)

维生素 C　钾　膳食纤维

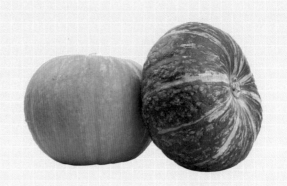

对痛风和并发症的功效

　　利尿减肥。南瓜作为一种碱性食物，嘌呤的含量极低，可以减少尿酸在体内的生成量。同时，南瓜热量低，水分含量相对较高，既能避免肥胖又能利尿，是痛风伴肥胖患者的良好选择。

完美搭档

南瓜 + 绿豆

　　绿豆和南瓜两者搭配食用，有清热解暑、利尿通淋的效果，是夏日的理想食品。

养生营养

　　南瓜富含胡萝卜素、钾等，可以预防血管硬化。另外，南瓜中的果胶能减缓糖类吸收，从而控制餐后血糖。果胶进入肠腔后，延缓肠道对单糖类物质的消化和吸收，能减缓餐后血糖的上升。南瓜所含的维生素 E，能改善血液循环、增加心肌营养。

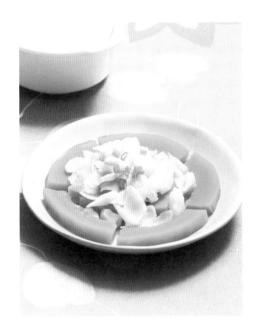

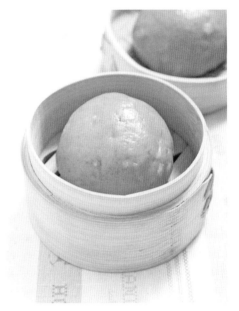

百合南瓜

痛风急性发作期 + 缓解期

材料 南瓜 150 克，鲜百合 50 克。

调料 白糖、葱花各适量。

做法

1 将南瓜薄薄地削掉一层外皮，切成厚片。

2 将南瓜片沿盘沿摆好。

3 鲜百合取最新鲜的部分掰成片，洗净沥干，和白糖混合均匀，放在南瓜上面。

4 锅置火上，加适量水，大火烧开，放入装有南瓜的盘子，隔水蒸 10 ~ 20 分钟，取出，撒适量葱花即可。

南瓜馒头

痛风急性发作期 + 缓解期

材料 南瓜 150 克，面粉 100 克，酵母 2 克。

做法

1 南瓜削皮洗净，切成块，放入蒸锅内蒸熟、压成泥。

2 在南瓜泥中加入适量面粉、酵母一起揉成团。

3 放温暖处醒发到原 2 倍大。

4 将面团分成剂子，整形，醒发 20 分钟后放在蒸锅中，冷水上锅蒸 15 分钟，关火闷一会儿出锅即可。

番茄

帮助尿酸顺利排出

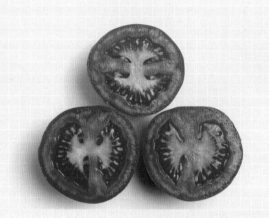

（嘌呤含量）

4 低 ★☆☆

（推荐用量）

每日 200 克

（降尿酸关键营养成分）

维生素 C　钾　膳食纤维

对痛风和并发症的功效

碱化尿液。番茄含有丰富的钾及碱性物质等，可碱化尿液，溶解尿酸盐结晶，从而将尿酸顺利排出，对痛风患者有很好的辅助治疗作用。

保护心脏。番茄含有维生素 C、维生素 P、番茄红素等，可调节代谢并能有效降低体内胆固醇含量，防治动脉粥样硬化和冠心病。

完美搭档

番茄 + 鸡蛋

经常把两者搭配起来食用，不但能美容养颜，而且可降低血液中的脂肪含量，预防痛风并发高脂血症。

养生营养

番茄除含有大量的水分外，还含有膳食纤维、钙、磷、铁、钾、B族维生素和维生素 C 等营养成分。番茄所含的膳食纤维，对促进肠道中腐败食物的排泄和降低胆固醇以及预防肠癌有着不可低估的作用。番茄所含的糖多半是果糖或葡萄糖，最容易消化和吸收，具有营养心肌和保护肝脏的作用。

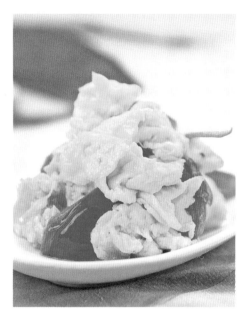
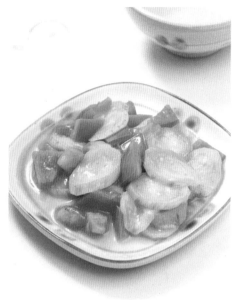

番茄炒鸡蛋

痛风急性发作期 + 缓解期

材料 番茄 200 克，鸡蛋 100 克。

调料 葱花、姜片、盐各 2 克。

做法

1 鸡蛋打散；番茄洗净，切块。

2 锅内上油加热，将鸡蛋炒熟盛出。

3 另起锅放少许食用油，放入葱花、姜片爆香，倒入番茄翻炒，炒至出汁，加入已炒好的鸡蛋，翻炒均匀，再加入盐即可。

> **烹饪智慧** 可在鸡蛋中加些水淀粉，能够使鸡蛋口感更爽滑。

番茄炒丝瓜

痛风急性发作期 + 缓解期

材料 丝瓜 200 克，番茄 150 克。

调料 葱花、盐各适量。

做法

1 丝瓜、番茄均洗净，丝瓜去皮，切片；番茄切丁。

2 锅置火上，倒入适量植物油烧至六成热，加葱花炒出香味，然后放入丝瓜块和番茄丁炒熟，用盐调味即可。

> **烹饪智慧** 也可将丝瓜换成茄丁，能起到清热止血、消肿止痛的功效，非常适合痛风患者食用。

洋葱

帮助痛风患者调节血脂、血糖

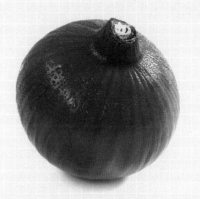

（嘌呤含量）

4 低 ★☆☆

（推荐用量）

每日 50 克

（降尿酸关键营养成分）

钾　维生素 B_2

对痛风和并发症的功效

　　调节血脂、血糖。洋葱中的前列腺素 A 能起到降压、增加冠状动脉血流量的作用。洋葱还含有槲皮素，具有维持正常糖代谢的功能。

完美搭档

洋葱 + 苦瓜

　　洋葱能够清除体内自由基、增强细胞活力，保护血管，搭配苦瓜一起食用，还能提高自身的免疫功能，调理血压。

养生营养

　　洋葱中富含前列腺素 A，前列腺素 A 具有扩张血管的作用，可使血流畅通、保护心脏，还可以降低胆固醇水平。且洋葱中钾含量较高，能有助于痛风患者调节血压。而且洋葱还有祛痰利尿、健胃润肠、解毒杀虫等功效。

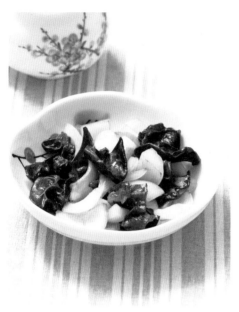

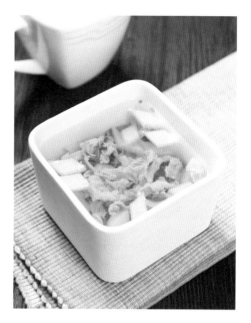

洋葱炒木耳

痛风急性发作期 + 缓解期

材料 木耳 150 克, 洋葱 200 克。

调料 盐、生抽各适量。

做法

1 洋葱剥皮, 洗净, 切片; 用温水将木耳泡发 2 小时, 洗净并摘成小朵, 挤干备用。

2 锅置火上, 倒入植物油, 待油热后加入洋葱块, 大火爆炒 1 分钟, 炒出香味。

3 放入发好的木耳继续翻炒约 1 分钟, 调入适量盐、生抽, 翻炒片刻即可。

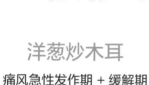

烹饪智慧 木耳可换成苦瓜, 更有利尿消肿的良效。

羊肉洋葱汤

痛风缓解期

材料 洋葱 200 克, 羊肉 100 克。

调料 盐、姜末适量。

做法

1 洋葱剥皮, 洗净, 切块; 羊肉冲洗干净, 切片。

2 羊肉片放入热水中烫去油脂。

3 锅内加入少许底油烧热, 加入姜末、洋葱块、羊肉片略炒, 加入适量的清水烧沸, 放入盐调味即可。

烹饪智慧 洋葱下锅煮好后再加调料, 其香味可与调料香味充分融合, 增加香味, 利于食欲。

木耳

防凝血，缓解痛风症状

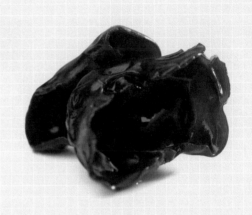

(嘌呤含量)
9 低 ★☆☆

(推荐用量)
每日 60 克（水发木耳）

(降尿酸关键营养成分)
碳水化合物　钾　膳食纤维

对痛风和并发症的功效

防凝血、防结石。木耳所含的木耳多糖可有效减少血液的凝固，防止血栓形成。因此，痛风以及合并高脂血症的患者可经常食用。木耳对胆结石、肾结石、膀胱结石等内源性异物也有一定的化解功能。

完美搭档

莴笋 + 黑木耳

莴笋中维生素 C 的含量较高，可促进人体对黑木耳中铁元素的吸收，两者搭配，有降脂、补血的作用。

养生营养

木耳含有丰富的碳水化合物、膳食纤维、B 族维生素、钾等营养成分。其中所含的特殊胶质具有很强的吸附作用，对无意中食下的难以消化的头发、谷壳、沙子、金属屑等异物有包裹作用。木耳多糖可以有效预防血栓形成，有防止动脉粥样硬化和冠心病的食疗作用。

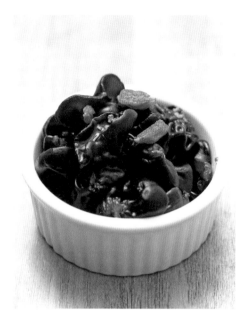

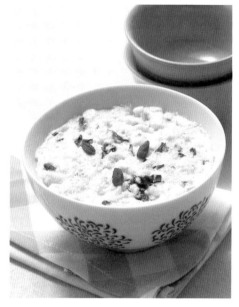

桂花木耳

痛风缓解期

材料 干木耳 30 克。

调料 冰糖 20 克，枸杞子、糖桂花各 10 克。

做法

1 木耳洗净，用温水泡发，撕小朵。

2 汤锅里加入适量水，放入木耳大火煮开后加入冰糖，再次烧开后转小火煮 20 分钟左右，加入枸杞子和糖桂花，继续煮 5 分钟左右待其汤汁浓稠即可关火。

木耳蒸蛋

痛风急性发作期 + 缓解期

材料 水发木耳 50 克，鸡蛋 2 个，枸杞子 5 克。

调料 盐 3 克。

做法

1 木耳洗净，切碎；鸡蛋打散，加少许盐调味，并兑入适量白开水搅拌均匀；将切碎的木耳放入蛋液中。

2 锅内加水烧开，将备好的蛋液隔水蒸 10 分钟，关火即可。

3 将洗净的枸杞子放在蒸蛋上作装饰。

> 烹饪智慧
>
> 蒸蛋的时候，锅与锅盖之间隔一条缝，这样可以使蛋蒸得更鲜、更嫩、更滑！

茼蒿

消肿利尿

(嘌呤含量)

33 中 ★★☆

(推荐用量)

每日 80 克

(降尿酸关键营养成分)

钾　胡萝卜素

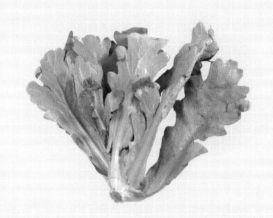

对痛风和并发症的功效

消肿利尿。茼蒿含有丰富的维生素、钾以及多种氨基酸等营养物质，有消肿利尿、降压补脑、养心安神的功效，平时可适量食用，对痛风合并高血压患者有益。

完美搭档

茼蒿 + 鸡蛋

两者搭配食用，可提高机体对维生素 A 的吸收，从而促进血液循环，预防动脉硬化，减少尿酸沉积。

养生营养

茼蒿含丰富的叶绿素，具有调节体内胆固醇的功效。茼蒿也含有丰富的钾，能将多余的钠排出体外，对于痛风合并高血压患者来说可以说是最佳的食用蔬菜。中医学认为，茼蒿性味甘辛、平，具有消痰、通利二便的功效，适量食用有助于尿酸的排泄。

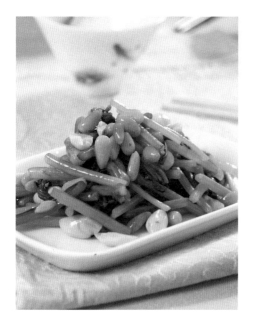

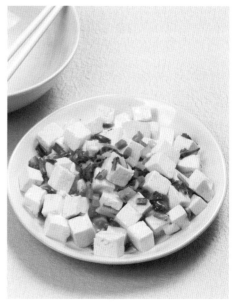

双仁拌茼蒿

痛风缓解期

材料 茼蒿 250 克，松子仁、花生仁各
25 克。

调料 盐 3 克，香油 2 克。

做法

1 将茼蒿择洗干净，下入沸水中焯 1
分钟，捞出，凉凉，沥干水分，切段；
松子仁和花生仁挑去杂质。

2 炒锅置火上烧热，分别放入松子仁
和花生仁炒熟，取出，凉凉。

3 取盘，放入茼蒿，用盐和香油拌匀，
撒上松子仁和花生仁即可。

茼蒿豆腐

痛风缓解期

材料 茼蒿 150 克，豆腐 300 克。

调料 葱花 5 克，盐 3 克，水淀粉各
适量。

做法

1 茼蒿择洗干净，切末；豆腐洗净，
切丁。

2 炒锅置火上，倒入植物油烧至七成
热，放葱花炒香，放入豆腐丁翻炒
均匀。

3 锅中加适量清水，烧沸后转小火，
倒入茼蒿末翻炒 2 分钟，加盐调味，
出锅前用水淀粉勾芡即可。

韭菜

适合痛风合并高脂血症

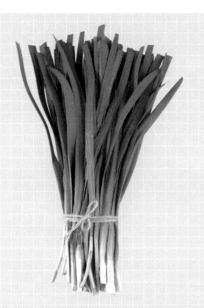

(嘌呤含量)
25 中 ★★☆

(推荐用量)
每日 70 克

(降尿酸关键营养成分)
钾　磷

对痛风和并发症的功效

控制尿酸水平。韭菜中所含的挥发油、含硫化合物以及钙、磷、镁、锌等元素具有促进血液循环、提高胰岛素敏感性等作用，从而有助于控制体内尿酸水平的升高。

降低血脂。韭菜含有的挥发油及含硫化合物具有促进食欲、杀菌和降低血脂的作用。因此，对痛风合并高脂血症患者有益。

完美搭档

韭菜 + 猪瘦肉

韭菜含有蒜素，猪瘦肉含有维生素 B_1，两者搭配同食，可帮助痛风患者集中注意力，缓解疲劳。

养生营养

韭菜有健胃、提神、温暖作用。韭菜根、叶捣汁外敷有消炎止血、止痛之功。适用于肝肾阴虚盗汗、遗尿、尿频，妇女痛经、经漏、带下以及跌打损伤，吐血等病症，中医常常用韭菜来补肾阳虚，治疗精关不固等。

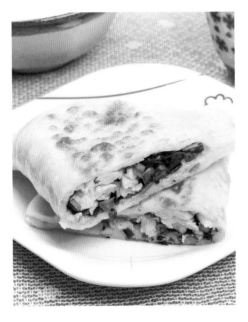

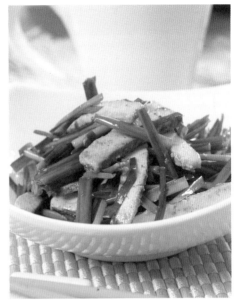

韭菜鸡蛋盒子

痛风缓解期

材料 韭菜末 200 克，鸡蛋 3 个，面粉
500 克。

调料 盐 5 克，胡椒粉少许。

做法

1 鸡蛋洗净，磕开，加盐调成蛋液，
炒成块，盛出；韭菜末、鸡蛋块、盐、
胡椒粉做成馅。

2 取面粉，加温水，制成面团，饧 20
分钟，揉搓，下剂子，擀成面皮，
包入馅料，做成半月形生坯。

3 取平底锅放适量植物油烧至五成热，
下入生坯，煎至两面金黄即可。

豆腐干炒韭菜

痛风缓解期

材料 韭菜 300 克，豆腐干 1 块，虾皮
20 克。

调料 盐 3 克。

做法

1 豆腐干洗净，切条；韭菜洗净，切段。

2 炒锅置火上，倒油烧热，放入韭菜段、
豆腐干条及虾皮，快速翻炒。

3 锅内放入盐，炒至韭菜断生，装盘
即可。

放心吃的低嘌呤类

海参

低嘌呤，补肾强身

(嘌呤含量)
4 低 ★☆☆

(推荐用量)
每日 50 克

(降尿酸关键营养成分)
碳水化合物　钾

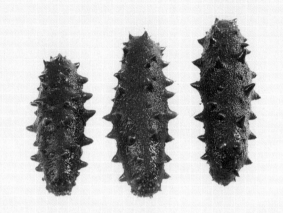

对痛风和并发症的功效

保护肾脏。临床上，不少痛风患者最终发展成肾衰竭，所以痛风患者平时要注意养肾。中医认为，海参具有补肾气、益精血之功效，具有强肾的作用。另外，海参多糖还具有抗血栓的作用。

完美搭档

海参 + 竹笋

竹笋富含膳食纤维，能补充营养、减肥排毒，和海参搭配，还可以补血。适合肥胖的痛风患者食用。

养生营养

海参含蛋白质、维生素 B_1、维生素 B_2、维生素 E、牛磺酸、海参多糖等，是一种高蛋白、低嘌呤、低脂肪的营养食品，是痛风患者理想的海产品选择。尤为一提的是，海参所含的锌、酸性黏多糖、海参素等活性物质，能改善脑、性腺神经功能传导，延缓衰老。

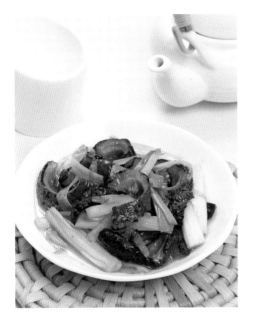

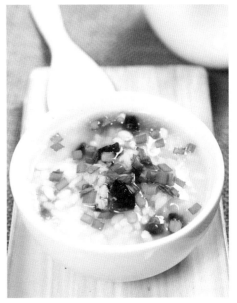

葱烧海参

痛风急性发作期 + 缓解期

材料 水发海参 150 克，葱 100 克。

调料 盐、料酒、胡椒粉、酱油、花椒
各适量。

做法

1 水发海参冲净，切片；葱切段。

2 海参入砂锅中，加料酒，小火煨 20
分钟。

3 锅中放油烧热，炒香花椒，捞出，
放入葱段，小火炒黄。

4 放入海参及其他调料，调好味即可。

韭菜海参粥

痛风急性发作期 + 缓解期

材料 水发海参 100 克， 韭菜 50 克，
大米 60 克。

调料 盐、香油各适量。

做法

1 大米淘洗干净；水发海参冲净，切
丁；韭菜洗净，切碎。

2 汤锅至火上，倒入大米和适量清水，
大火烧开，转小火煮成米粒熟烂的
稀粥。

3 加海参丁煮 5 分钟，加韭菜碎搅拌
均匀，加盐调味，淋上香油即可。

> **烹饪智慧** 海参烹煮的时间不宜过
> 长，不然吃起来口感不够鲜嫩。

海蜇

降血压，低嘌呤

(嘌呤含量)
9 低 ★☆☆

(推荐用量)
每日 50 克（鲜海蜇）

(降尿酸关键营养成分)
钾 铁

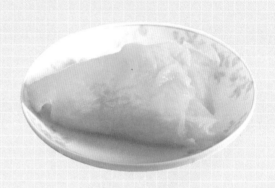

对痛风和并发症的功效

降低血压。海蜇中有类似乙酰胆碱的物质，能减弱心肌收缩力、降低血压，而且海蜇还具有扩血管作用，尤其是对早期高血压疗效最佳，加之海蜇嘌呤含量很低，因此，痛风伴有高血压的患者可以适当食用。

完美搭档

海蜇 + 黑木耳

两者搭配具有润肠通便、嫩白美肤、排尿酸、排脂质的作用，并有调理血压的功效。

养生营养

海蜇含有丰富的水分、蛋白质以及微量元素等，其嘌呤含量低，可为痛风患者提供诸多营养。新鲜海蜇经加工后变为成品，伞部称为海蜇皮，口腔部称为海蜇头。蜇皮、蜇头都可食用或药用，有预防动脉硬化和地方性甲状腺肿的作用。

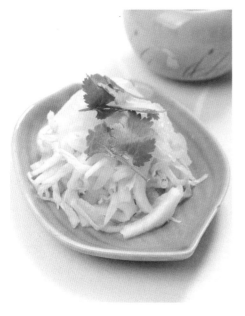

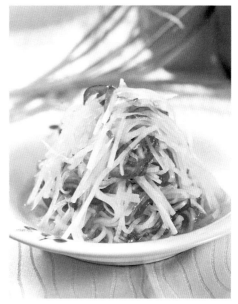

白菜拌海蜇皮

痛风急性发作期 + 缓解期

材料 海蜇皮 100 克，白菜 200 克。

调料 香菜段、蒜泥、醋、香油各适量，
盐 1 克。

做法

1 将海蜇皮、白菜分别洗净，切丝。

2 将海蜇皮、白菜、盐、醋、蒜泥、
香油和香菜段拌匀即可。

海蜇拌萝卜丝

痛风急性发作期 + 缓解期

材料 海蜇皮 100 克，白萝卜 200 克。

调料 蒜末 6 克，生抽、醋各 10 克，
香油 3 克。

做法

1 海蜇皮切丝，清水浸泡、去盐分，
洗净；白萝卜洗净，切丝。

2 将海蜇丝和白萝卜丝放入盘内，加
入蒜末、生抽、醋、香油拌匀即可。

> 烹饪
> 智慧
>
> 白萝卜可换成黄瓜，也是
> 清凉爽口的一道小菜。

猪血

痛风患者的"液态肉"

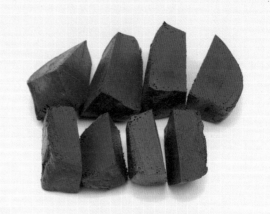

(嘌呤含量)
12 低 ★☆☆

(推荐用量)
每日 50 克

(降尿酸关键营养成分)
钾

对痛风和并发症的功效

保护心血管。猪血的嘌呤含量很少，含有一定量的卵磷脂，有抑制低密度脂蛋白的作用，可预防动脉硬化，对痛风合并高血压、痛风合并冠心病、痛风合并高脂血症有益。

完美搭档

猪血 + 韭菜

两者搭配，经济实惠，营养丰富，能润肠通便、益肾补血。

养生营养

猪血有"液态肉"之称，也叫"血豆腐"，所含蛋白质的氨基酸比例与人非常相似，很容易被人体吸收。猪血能为人体提供多种微量元素，对营养不良、肾脏疾患、心血管疾病的病后调养都有益处。

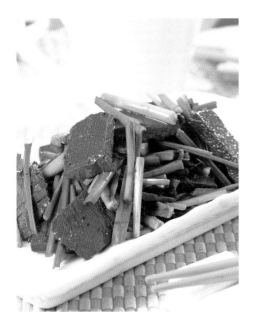

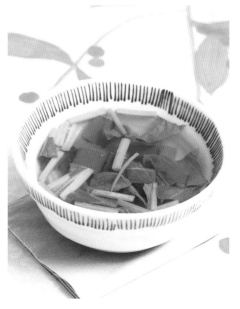

韭菜烧猪血

痛风缓解期

材料 韭菜 100 克，猪血 300 克。

调料 花椒粉、盐各适量。

做法

1. 韭菜择洗干净，切段；猪血用水冲一下，切块。

2. 锅内倒入植物油，烧至七成热，撒入花椒粉炒香，倒入猪血块炒匀。

3. 加适量水烧 8 分钟，放韭菜段炒出汤，加盐调味即可。

烹饪智慧 若觉得猪血有腥味，可以用开水汆烫后再用，能有效去腥并避免出水。

菠菜猪血汤

痛风缓解期

材料 猪血、菠菜各 200 克。

调料 盐 2 克，姜片 8 克，香油少许。

做法

1. 菠菜洗净，焯水后切段；猪血洗净后切块。

2. 锅内放油烧热，炒香姜片，放适量开水、猪血煮沸，加菠菜段稍煮，加盐调味，滴香油即可。

鸡蛋

痛风患者的营养库

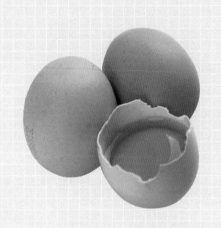

(嘌呤含量)

6 低 ★☆☆

(推荐用量)

每日 60 克

(降尿酸关键营养成分)

硒

对痛风和并发症的功效

提供优质蛋白质。鸡蛋不仅含嘌呤低，还富含优质蛋白质，是痛风患者在急性期补充蛋白质的优选食材。

健脑护心。蛋黄中含有丰富的卵磷脂，可以帮助脂类代谢，有助于健脑益智；含有多不饱和脂肪酸，对预防心脏病有益。

完美搭档

鸡蛋 + 菠菜

糖尿病患者可常吃些菠菜以保持体内血糖稳定，与鸡蛋搭配，适合痛风合并糖尿病患者食用。

养生营养

鸡蛋一直有"全营养食品"的美称，鸡蛋中的蛋白质对肝脏组织损伤有修复作用。蛋黄中的卵磷脂可促进肝细胞的再生，增强机体的代谢功能和免疫功能；硒、锌等矿物质能发挥防癌的作用。

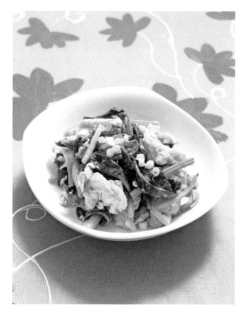

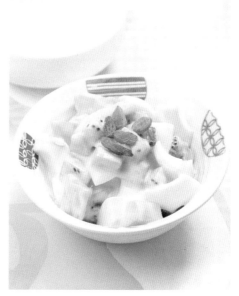

鸡蛋炒菠菜

痛风急性发作期 + 缓解期

材料 菠菜 200 克, 鸡蛋 2 个。

调料 盐、蒜末各适量。

做法

1 菠菜择洗干净, 用沸水焯烫, 捞出, 沥干, 切段; 鸡蛋打散, 加少许盐搅匀。

2 锅内倒入适量油, 待油七成热的时候倒入打好的鸡蛋液, 炒好盛出。

3 锅内加入蒜末爆香, 倒入菠菜翻炒至变软, 加炒好的鸡蛋和适量盐即可。

鸡蛋水果沙拉

痛风急性发作期 + 缓解期

材料 香蕉肉 100 克, 芒果 100 克, 猕猴桃 80 克, 鸡蛋 1 个, 原味酸奶、葡萄干各适量。

做法

1 鸡蛋煮熟, 切成小块; 香蕉肉切丁; 芒果、猕猴桃去皮, 洗净, 切丁。

2 取盘, 放入鸡蛋丁、香蕉丁、芒果丁、猕猴桃丁和葡萄干。

3 将原味酸奶淋在水果丁上拌匀即可。

> **烹饪智慧** 鸡蛋在煮的时候火候不宜过大, 以中火为宜, 这样鸡蛋煮出来老嫩较适中。

兔肉

为痛风患者补充优质蛋白质

（嘌呤含量）
108 中 ★★☆

（推荐用量）
每日 50 克

（降尿酸关键营养成分）
钾

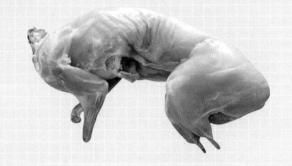

对痛风和并发症的功效

预防血栓形成。兔肉富含易消化的卵磷脂，有较强的抑制血小板凝聚的作用，可以预防血栓的形成，保护血管壁；且胆固醇含量少，能防止动脉硬化。

完美搭档

兔肉 + 大葱

兔肉富含蛋白质，脂肪含量低，大葱可降血脂。两者搭配是痛风并发高脂血症患者的理想选择。

养生营养

兔肉属于高蛋白、低脂肪、低胆固醇的食物。兔肉的这些特点，使它成为较为理想的肉类食品，既能为"三高"及痛风患者提供优质蛋白质，又不易使人发胖。兔肉还含钾、硒、磷及多种维生素，可增强体质。

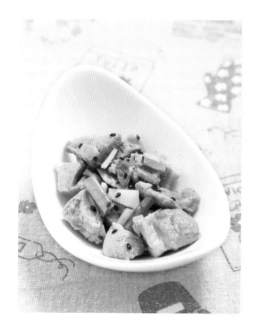

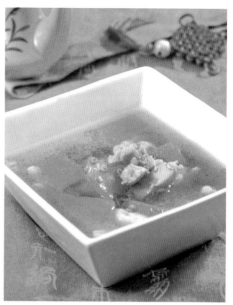

芝麻兔肉

痛风缓解期

材料 黑芝麻10克，兔肉400克。

调料 葱段、姜片、香油、盐各适量。

做法

1 黑芝麻洗净，炒香备用；兔肉去皮，洗净，放入锅内，加凉水烧开。

2 放入葱段、姜片，焯去血水，撇沫，捞出兔肉。

3 锅内再放入清水，放兔肉用小火煮1小时，捞出凉凉，剁块装盘。

4 碗内放香油、盐调匀，边搅边将黑芝麻撒入，最后浇在兔肉上即可。

兔肉炖南瓜

痛风缓解期

材料 兔肉300克，南瓜250克。

调料 葱花、盐各适量。

做法

1 兔肉洗净，切成块，放入沸水中焯烫，捞出；南瓜洗净，切块。

2 锅内倒入植物油，爆香葱花，放入兔肉块翻炒，变白后加南瓜块和适量水炖熟，最后用盐调味即可。

烹饪智慧 兔肉在盆中用盐反复搅拌3～5分钟，放入水中洗净，然后加入沸水中，捞出就可以去除腥味。

鸡肉

提高痛风患者抵抗力

(嘌呤含量)
137 中 ★★☆

(推荐用量)
每日 40 克

(降尿酸关键营养成分)
钾

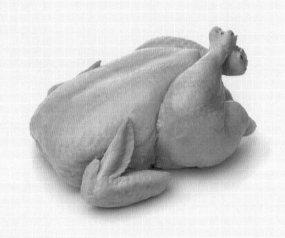

对痛风和并发症的功效

降胆固醇。鸡肉中含有丰富的氨基酸，能提高机体抵抗力，含有的油酸和亚油酸能降低低密度脂蛋白胆固醇含量，但其嘌呤含量中等，因此，痛风合并高脂血症患者在缓解期可适量食用。

完美搭档

鸡肉 + 青椒

两者搭配食用，能够起到防止动脉硬化、加速脂肪燃烧等功效，适合痛风患者及有并发症的痛风患者食用。

养生营养

鸡肉中含有蛋白质、牛磺酸及多种维生素，是一种颇为适合食用的健脑肉类。其含有的牛磺酸还可以增强人的消化能力，起到抗氧化和一定的解毒抗炎作用。

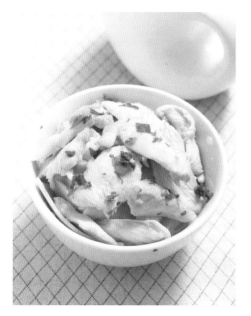

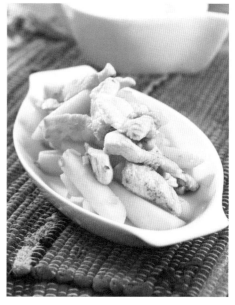

荠菜炒鸡片

痛风缓解期

材料 荠菜 50 克，鸡胸肉 100 克。

调料 葱花、姜末各 5 克，盐、植物油各适量。

做法

1 新鲜荠菜洗净去杂，切成段，放入盘中；鸡胸肉洗净，切片，入沸水锅中焯烫一下。

2 锅置火上，倒入植物油，待油温烧至七成热，炒香葱花和姜末，放入鸡肉片煸熟，倒入荠菜炒熟，用盐调味即可。

苹果炒鸡柳

痛风缓解期

材料 苹果、鸡胸肉各 200 克。

调料 姜丝、水淀粉、葱花、料酒、盐各适量。

做法

1 苹果洗净，去皮，除核，切条；鸡胸肉洗净，切丝，用料酒和水淀粉抓匀，腌渍 15 分钟。

2 炒锅置火上，倒入适量植物油，待油烧至七成热，放葱花、姜丝炒香，放入鸡肉丝煸熟。

3 倒入苹果条翻炒 1 分钟，用盐调味即可。

放心吃的低糖水果

梨

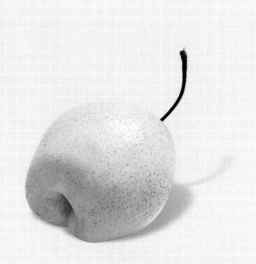

有助于肾脏排泄尿酸

(嘌呤含量)

1 低 ★☆☆

(推荐用量)

每日 150 克

(降尿酸关键营养成分)

钾　维生素 C　膳食纤维

对痛风和并发症的功效

利尿护心。梨被称为"百果之宗",有生津止渴、清热化痰的功效。其中丰富的维生素和果胶能保护心脏以及促进尿酸排出,对预防痛风性关节炎等有很大帮助,被称为"抗风使者"。

完美搭档

梨 + 百合　　　百合同梨搭配,可预防痛风性关节炎,化痰平喘。

养生营养　梨含有丰富的维生素、胡萝卜素以及苹果酸、柠檬酸等有机酸和果酸,有较好的养肺、保肝和帮助消化的作用。另外,梨富含膳食纤维,能减少胆固醇的吸收,降低血中胆固醇水平。

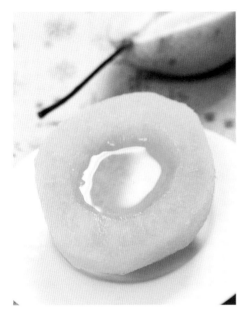 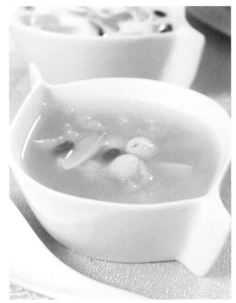

冰糖蒸梨

痛风急性发作期 + 缓解期

材料 梨 200 克。

调料 冰糖 10 克。

做法

1 梨洗净，去皮，切半去核。

2 将冰糖放在梨核的位置，放入碗里，上锅隔水蒸 15 分钟左右即可。

雪梨百合莲子汤

痛风缓解期

材料 雪梨 2 个，百合 10 克，莲子 20 克，枸杞子少许。

调料 冰糖适量。

做法

1 雪梨洗净，去皮、去核，切块；百合、莲子分别洗净，泡发，莲子去心；枸杞子洗净。

2 锅内放水烧沸，放雪梨块、百合、莲子、枸杞子、冰糖，水开后再改小火煲约 1 小时即可。

烹饪智慧 由于梨含有的水分很多，蒸梨时会流出很多甜汤，所以碗里不要加水。

菠萝

利尿降尿酸，助消化

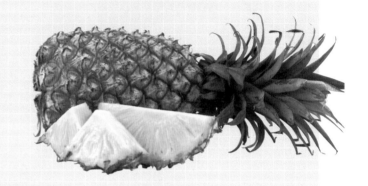

（嘌呤含量）

1 低 ★☆☆

（推荐用量）

每日 50 克

（降尿酸关键营养成分）

钾　维生素 C

对痛风和并发症的功效

清热利尿。中医认为，菠萝具有清热生津、利小便的作用，可以促进尿酸的排泄，适合痛风急性期食用。现代医学认为，菠萝富含碱性成分，是一种能使组织中沉积的尿酸盐溶解的水果。

完美搭档

菠萝 + 猪肉

菠萝中含有菠萝蛋白酶，有助于分解猪肉蛋白，两者搭配食用，能促进痛风患者对猪肉蛋白的消化吸收，提高痛风患者免疫力。

养生营养

菠萝含有丰富的果汁，其成分能有效分解脂肪，有助于减肥。另外，菠萝所含的菠萝蛋白酶能有效分解肉类食物中的蛋白质，增加肠胃蠕动，有助于营养吸收。菠萝还能加强体内纤维蛋白的水解作用，对缓解高血压水肿、血栓形成等有效，还有改善血循环、消除水肿炎症的良好作用。

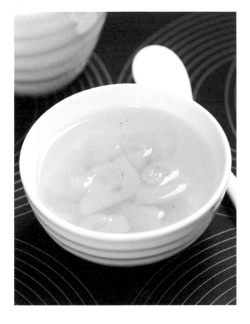

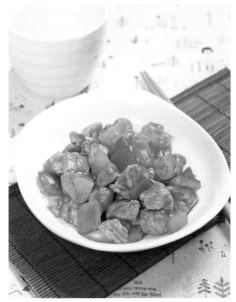

菠萝糖水

痛风急性发作期 + 缓解期

材料　菠萝 300 克，冰糖 50 克。

调料　蜂蜜适量。

做法

1　将菠萝肉切块，用清水泡一下。

2　将菠萝块放入锅内，加入适量水，水要没过菠萝。

3　用大火烧开，加入适量冰糖，转至中火。待冰糖化后，熄火，待凉加入适量蜂蜜搅拌均匀即可。

> **烹饪智慧**　也可以应用相同的方法，把菠萝换成桃子，做成桃子糖水，桃子的嘌呤含量也较低，适合痛风患者食用。

菠萝咕咾肉

痛风缓解期

材料　菠萝肉 100 克，猪里脊肉 200 克，青甜椒、红甜椒各 40 克。

调料　醋、盐、番茄酱各适量。

做法

1　菠萝肉切成块；猪肉冲净，切块；青、红甜椒洗净，切块。

2　锅中加入适量凉水，放入猪肉，略煮，撇去浮沫，煮至八成熟。

3　锅中倒油，放少量清水、醋、盐和番茄酱，搅拌均匀后放菠萝块、煮好的肉块、青椒片和红椒片，翻炒 2 分钟即可。

樱桃

缓解痛风关节炎症状

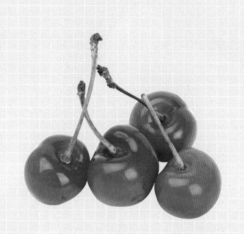

(嘌呤含量)

17 低 ★☆☆

(推荐用量)

每日 50 克

(降尿酸关键营养成分)

钾　维生素 C　膳食纤维

对痛风和并发症的功效

抗炎。樱桃富含的花青素和槲皮素有一定的抗炎作用，有助于预防痛风性关节炎的发生。

保护心脏。尿酸沉积在血管，动脉会慢慢硬化，阻碍血液流动，增加患心脏病危险。樱桃所含有的花青素是很有效的抗氧化剂，可以促进血液循环，保护心脏健康。

完美搭档

樱桃 + 牛奶

樱桃性温，多食易上火，用牛奶的微寒之性中和樱桃的温性，就不易上火。二者一起食用还可补充营养、改善肤质。

养生营养

樱桃含有丰富的维生素、果胶及有机酸等营养成分。尤为一提的是，樱桃中含有一种被称为"花青素"的植物化学物质具有很强的抗氧化作用，对消除肌肉酸痛和发炎十分有效。

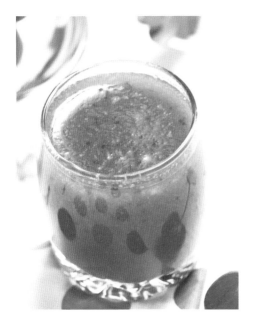

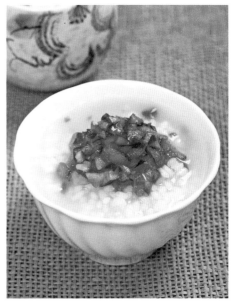

樱桃苹果汁

痛风急性发作期 + 缓解期

材料 苹果 200 克，樱桃 100 克。

做法

1 将樱桃洗净，去蒂、除核；苹果洗净，除核、切块。

2 将苹果块和樱桃放入榨汁机中榨成汁即可。

樱桃粥

痛风急性发作期 + 缓解期

材料 樱桃 50 克，糯米 20 克，大米 60 克。

调料 白糖适量。

做法

1 大米和糯米洗净，熬粥。

2 樱桃去核、切丁。

3 白糖化成糖水，倒入粥内，加入樱桃丁即可。

> **烹饪智慧** 樱桃性热，西瓜性凉，因此苹果可换成西瓜，榨汁饮用，冷热平衡。

> **烹饪智慧** 粥熬好以后可以放在冰箱中冷藏一下，然后再加冰糖水，夏季吃更清凉适口。

西瓜

清热利尿，加速尿酸排泄

（嘌呤含量）

1 低 ★☆☆

（推荐用量）

每日 150 克

（降尿酸关键营养成分）

水分　钾　维生素 C

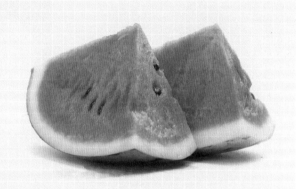

对痛风和并发症的功效

清热利尿。西瓜有利尿作用，可以降低尿酸；中医认为，西瓜性凉，有清热之功，非常适宜痛风急性期食用。

保护血管。西瓜能降血脂、软化血管。

完美搭档

西瓜 + 绿豆

西瓜可利尿，绿豆可清热解毒，两者搭配具有解暑、生津止渴的作用。

养生营养　西瓜汁中富含大量的水分、维生素、有机酸和钙、磷、铁等矿物质，几乎不含脂肪，所以吃西瓜能够加快新陈代谢，有排毒、利尿的作用。

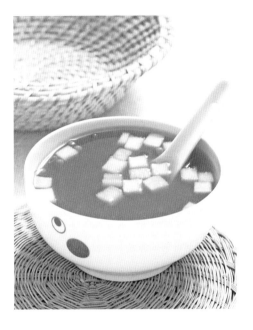

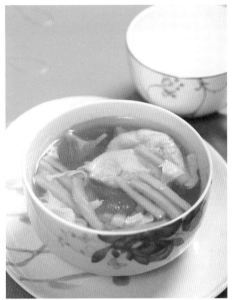

绿豆西瓜饮

痛风急性发作期 + 缓解期

材料 绿豆 50 克，西瓜皮 200 克。

做法

1　绿豆洗净，用清水浸泡 4 小时；西瓜皮洗净，切丁。

2　将绿豆放入锅中，加适量水，大火烧沸后，换用小火煮熟，再倒入西瓜皮丁煮沸即可。

烹饪智慧　将绿豆换成玉米须，有清热明目、降压通便的效果，痛风患者可以尝试饮用，会有不错的疗效。

西瓜皮鸡蛋汤

痛风急性发作期 + 缓解期

材料 西瓜皮 200 克，鸡蛋 1 个，番茄 1 个。

调料 香油、盐各适量。

做法

1　番茄洗净，去蒂，切片；鸡蛋打散；西瓜皮洗净，切细条。

2　汤锅加水，加入西瓜皮细条煮软后，依次加番茄片、鸡蛋液，加盐，淋香油调味即可。

烹饪智慧　打鸡蛋液之前，加些水淀粉，可以使打出的蛋花更加美观。

木瓜

缓解关节肿痛

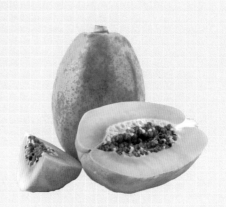

（嘌呤含量）

2 低 ★☆☆

（推荐用量）

每日 50 克

（降尿酸关键营养成分）

碳水化合物　维生素 C　膳食纤维

对痛风和并发症的功效

舒筋活络。木瓜能舒筋活络、净化血液，对关节肿痛、肌肤麻木有一定作用。对痛风以及痛风伴心血管疾病和肥胖的患者来说，木瓜是很好的食材。

完美搭档

木瓜 + 牛奶

木瓜中维生素 A 与维生素 C 的含量很高，与牛奶搭配食用，可有效补充维生素，保持血管通畅，对痛风合并冠心病患者有益。

养生营养

木瓜不仅富含碳水化合物、多种氨基酸、多种微量元素，还含多中维生素、黄酮类、膳食纤维等营养成分。其中膳食纤维及维生素 E 有助于清除体内垃圾，使胆固醇保持正常水平；果酸有护肝降酶、降血脂的作用；黄酮类能扩张血管、降血压。

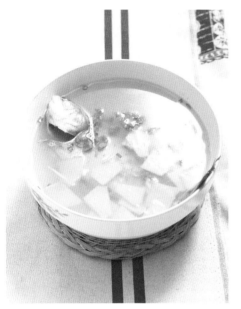

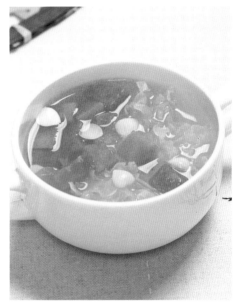

鲫鱼木瓜汤

痛风缓解期

材料 鲫鱼 1 条，木瓜 100 克。

调料 香菜末、葱花、姜丝、盐、料酒
各适量。

做法

1 鲫鱼去鳞、去鳃和内脏，洗净后
抹上料酒，腌 10 分钟；木瓜洗净，
切块。

2 锅置火上，倒入适量植物油，烧至
五成热，放入葱花、姜丝爆香，然
后放入鲫鱼，加适量清水，大火烧
沸后改用小火。

3 小火煮 20 分钟，放入木瓜块煮熟，
用盐调味，撒上香菜末即可。

银耳炖木瓜

痛风急性发作期 + 缓解期

材料 水发银耳 100 克， 木瓜 350 克，
北杏仁、南杏仁各 10 克。

调料 冰糖适量。

做法

1 南、北杏仁去外皮，洗净；木瓜洗净，
切块。

2 将准备好的材料一起放入炖煲内，
加适量开水、冰糖炖煮20分钟即可。

> **烹饪智慧** 银耳用淘米水浸泡，更能
> 充分泡发，而且口感更好。

柠檬

促进尿酸结晶的溶解、排出

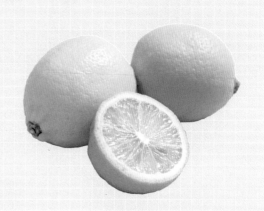

(嘌呤含量)

3 低 ★☆☆

(推荐用量)

每日 20 克

(降尿酸关键营养成分)

维生素 C　钾

对痛风和并发症的功效

预防痛风性肾结石。柠檬富含维生素 C 和枸橼酸，能促造血、助消化、加速创伤恢复。其中所含的枸橼酸钾能抑制钙盐的结晶，起到预防痛风性肾结石的功效，同时加速尿酸排出，预防尿酸盐的形成。

完美搭档

柠檬 + 甘蔗

两者搭配食用，能起到益胃生津的作用，可用于缓解饮酒过度导致的积热伤津、心烦口渴等病症。

养生营养

柠檬富含维生素 C 和柠檬酸，能促进造血、助消化、加速伤口愈合。其中的柠檬酸和果胶还可以控制食欲，有助于减肥，并能预防血糖升高。柠檬还富含有益血管健康的黄酮类抗氧化剂，可以扩张血管、调理血压。

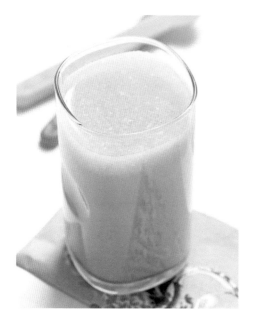

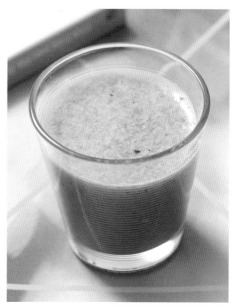

苹果白菜柠檬汁

痛风急性发作期 + 缓解期

材料 苹果 150 克，白菜心 100 克，柠檬 25 克。

调料 蜂蜜适量。

做法

1 苹果洗净，去皮和核，切小块；白菜心洗净，切碎；柠檬洗净，去皮和子，切小块。

2 将上述材料和适量饮用水放入果汁机中搅打，打好后加蜂蜜调匀即可。

橙子葡萄柠檬汁

痛风急性发作期 + 缓解期

材料 橙子 150 克，葡萄 200 克，柠檬 25 克。

做法

1 橙子去皮、去子，切小块；葡萄洗净，切对半；柠檬去皮、去子，切小块。

2 将上述材料放入果汁机中，加入适量凉白开搅打均匀即可。

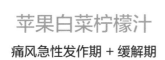

烹饪智慧　可以将葡萄换成樱桃，橙子和柠檬维生素 C 含量丰富，而樱桃铁含量丰富，维生素 C 能促进铁的吸收，防止贫血。

草莓

低嘌呤的排毒水果

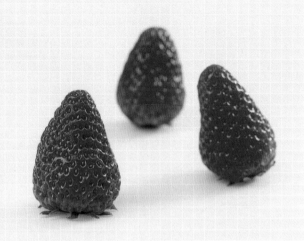

（嘌呤含量）

21 低 ★ ☆ ☆

（推荐用量）

每日 150 克

（降尿酸关键营养成分）

维生素 C 　钾 　膳食纤维

对痛风和并发症的功效

降低尿酸。草莓中含维生素 C、水分和钾，有助于促进尿酸的排泄，预防体内尿酸水平升高。

软化血管。草莓中富含抗氧化物质和果胶等，可以帮助降低体内坏胆固醇和甘油三酯的含量，并能增强细胞抗氧化能力，有助于软化血管，预防动脉粥样硬化和冠心病。

完美搭档

草莓 + 番茄

草莓可生津、利咽、益胃、养血、搭配番茄榨汁饮用，可清热生津、养血养心、调理体质，对贫血、高血压、动脉粥样硬化、高脂血症有一定调理作用，

养生营养

草莓有"水果皇后"之称，不仅含糖量低，其维生素 C 和 B 族维生素的含量很高，还含钙、磷、铁、钾、锌、铬等人体必需的矿物质。草莓还含有丰富的纤维素及果胶，可以帮助消化、通畅大便，有助于排除体内毒素，对改善便秘和调理痔疮，预防结肠癌等也有一定功效。

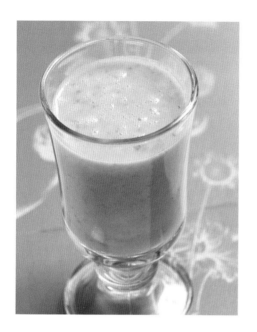

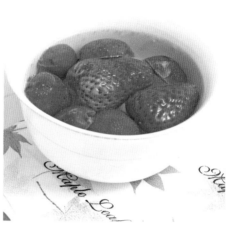

草莓杏仁奶

痛风急性发作期 + 缓解期

材料 草莓 200 克,杏仁 50 克,牛奶
　　　300 毫升。

做法

1 草莓去蒂,洗净,切块;杏仁洗净,
　切碎。

2 将备好的材料一起放入果汁机中,
　搅打均匀,倒入杯中。

3 牛奶用微波炉或者奶锅加热后,
　冲入杯子里,用汤匙充分搅拌均
　匀即可。

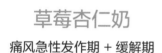

烹饪
智慧　　搭配一些可口的大杏仁,
　　　滋味更好,营养更全面。

草莓山楂汤

痛风急性发作期 + 缓解期

材料 草莓 200 克,山楂 50 克。
调料 白糖少许。

做法

1 将草莓、山楂分别洗净,山楂去核。

2 锅置火上,倒入适量清水,大火煮沸,
　放入山楂,改用小火煮 10 分钟,加
　草莓煮开。

3 加适量白糖煮至化开,搅拌均匀即可。

烹饪
智慧　　准备一个比较粗的吸管
　　　(比如喝酸奶用的吸管),对
　　　准山楂顶部扎进去,轻推吸管,
　　　核就会从山楂底部顶出来了。

苹果

清除痛风患者体内的代谢垃圾

(嘌呤含量)

1 低 ★☆☆

(推荐用量)

每日 150 克

(降尿酸关键营养成分)

碳水化合物　钾　膳食纤维

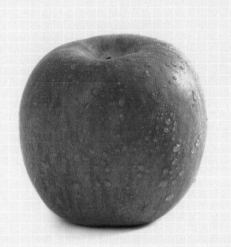

对痛风和并发症的功效

　　减肥，降胆固醇。苹果酸可代谢热量，防止下半身肥胖；苹果中的果胶可以降低胆固醇，有助于大便通畅。苹果所含的多酚及黄酮类天然化学抗氧化物质，可及时清除体内的代谢"垃圾"。

完美搭档

苹果 + 银耳　　　　银耳搭配苹果能够碱化尿液、润肺止咳。

养生营养

　　苹果中含有维生素、果胶、黄酮类抗氧化剂等多种营养成分，其中多酚及黄酮类物质对预防心血管疾病有明显的作用；多酚还具有抑制癌细胞增殖的作用。苹果中所含的果胶，具有促进胃肠道中的铅、汞、锰等重金属从体内排出的作用。

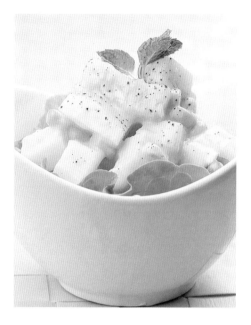

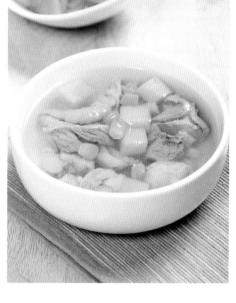

玉米苹果沙拉

痛风急性发作期 + 缓解期

材料 去皮红富士苹果、甜玉米粒各
100 克，柠檬 15 克。

调料 盐、白胡椒粉、黑胡椒碎各 5 克，
沙拉酱 30 克。

做法

1 柠檬挤汁；将红富士苹果去皮去核，
切成四方丁，放入加盐和柠檬汁的
冰水中浸泡 3 ~ 5 分钟，沥干。

2 将沙拉酱放入容器中，加苹果丁、
甜玉米粒一起搅拌均匀，加其余调
料调味即可。

苹果玉米鸡肉汤

痛风缓解期

材料 苹果 150 克，鲜玉米 100 克，鸡
胸肉 80 克。

调料 姜片适量。

做法

1 鸡胸肉切片，用热水焯一下；苹果
洗净，去核，切块。

2 锅置火上，倒入适量清水，然后放
入鸡胸肉、玉米、苹果块和姜片，
大火煮沸，再转小火煮 40 分钟即可。

> **烹饪智慧** 将苹果对半切开，用小勺
> 沿果核线稍用力挖，即可轻易
> 给苹果去核，干净又不浪费。

香蕉

低脂肪、高钾，促进尿酸排出

(嘌呤含量)
1 低 ★☆☆

(推荐用量)
每日 150 克

(降尿酸关键营养成分)
钾　膳食纤维

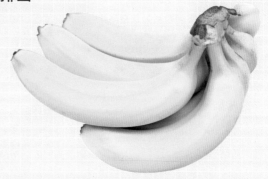

对痛风和并发症的功效

高钾低钠。香蕉钠少钾多，可促进尿酸排出体外，而且香蕉是低脂肪、低胆固醇的食物，适合痛风伴肥胖的患者食用。需要注意的是，痛风伴有肾病的患者不宜多食。

完美搭档

香蕉 + 花生

香蕉与花生同食，所含的烟酸与色氨酸一起作用，可提高烟酸含量，维持痛风患者皮肤、消化和神经系统健康。

养生营养 香蕉除含有丰富的碳水化合物、蛋白质、果胶外，还含有胡萝卜素、膳食纤维、维生素 C、维生素 E 及钾、钙、铁等物质，营养价值很高。尤为一提的是，香蕉中含有血管紧张素转换酶抑制物质，可抑制血压升高。

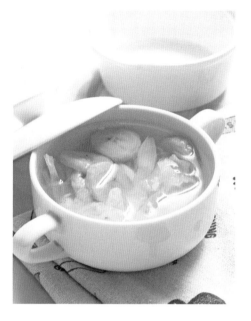

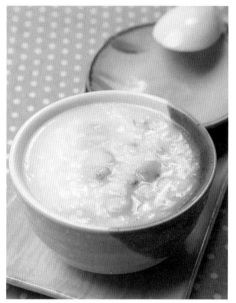

香蕉百合银耳汤

痛风缓解期

材料 香蕉 200 克，银耳（干）15 克，
百合（鲜）120 克。

做法

1 银耳用清水泡发，去杂洗净，撕成
小朵，加水上笼蒸半小时；百合剥
开洗净，去蒂；香蕉洗净，去皮，
切成厚 0.3 厘米的小片。

2 将各种材料放入炖盅中，上笼蒸半
小时即可。

> **烹饪智慧** 汤炖蒸好后，凉凉，放入
> 冰箱冷藏后口感更佳。

香蕉糯米粥

痛风急性发作期 + 缓解期

材料 香蕉 150 克，糯米 100 克，燕麦
片 10 克。

调料 冰糖适量。

做法

1 糯米洗净；香蕉去皮、切片；冰糖研碎。

2 糯米放入锅中，加适量清水，小火
煮至米烂汤稠。

3 将燕麦片慢慢倒入锅中，不停搅拌，
直至完全绵软，出锅前加入香蕉片
和冰糖即可。

> **烹饪智慧** 加香蕉片和冰糖之前可以
> 加适量的牛奶，有增白美容的
> 效果。

帮助尿酸排泄的小偏方

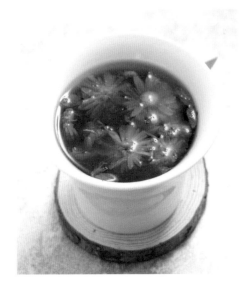

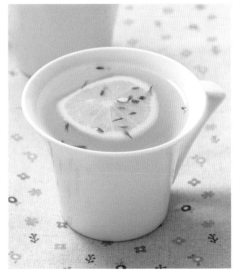

菊花枸杞桑葚饮

养肝益肾，清热解毒

材料 菊花 10 克，枸杞子 15 克，桑葚 30 克。

做法 将材料备好后用水煎汁。

用法 经常饮用即可，每次 1 杯。

功效 此饮品有滋养肝肾、清热解毒的作用，对肝肾阴虚、须发早白症状有一定的疗效，可防止尿酸堆积，避免尿酸升高。但但因脾胃虚寒导致大便泄泻的人要少食桑葚。

柠檬薰衣草茶

促进尿酸排泄

材料 柠檬 2 片（干品、鲜品均可），薰衣草 3 克。

做法 将柠檬片、薰衣草一起放入杯中，倒入沸水，盖盖子闷泡约 3 分钟后饮用。

用法 每次 1 杯，经常饮用。

功效 薰衣草能消除疲劳、提神醒脑；柠檬可促进血液循环，利尿排毒。这款茶可促进尿酸排泄，还有减肥功效。但低血压的痛风患者不宜饮用。

第5章

为痛风患者
量身定制的三餐方案

痛风急性发作期的饮食方案

三餐饮食原则

1 要选用嘌呤含量很低的食物，肉类和鱼类都不能摄入，以牛奶和鸡蛋为蛋白质的主要来源。

2 以碳水化合物补足热量需要，主食以精米白面为主。

3 限制脂肪的摄入量，烹调要用植物油。

4 摄取碱性水果和蔬菜，促进尿酸的排泄。

5 早餐最好选择牛奶＋面包＋素菜；午餐和晚餐可选择以白米饭、素面条、素饺子为主食，鸡蛋为主菜。合并高胆固醇血症的痛风患者应只吃蛋白不吃蛋黄，每餐吃八分饱，可适当添加碱性水果和蔬菜来增加饱腹感。

扫一扫，看视频

专家指导

痛风急性发作期应避免食用哪些蔬菜

蔬菜虽然属于植物性食物，嘌呤含量也较低，但在痛风急性发作时还是少选择嘌呤含量高的蔬菜。这些蔬菜每100克中的嘌呤含量虽然远低于肉类和海鲜类，但由于一餐中蔬菜的摄入量较多，容易导致一餐摄入过多的嘌呤。这类蔬菜主要有韭菜、芦笋、菜花、四季豆、茼蒿、油菜等。

营养处方

- 每天嘌呤的摄入量要严格限制在150毫克以下。
- 每天蛋白质的摄入量为50～70克。
- 脂肪的摄入量每天不超过50克。
- 液体的摄入量每天不少于3000毫升。

- 每天可以吃2个鸡蛋（伴有高胆固醇血症者不要吃蛋黄）、250毫升牛奶、2个水果（如梨、桃等）、300克主食，蔬菜不超过500克。

痛风急性发作期的食物选择

宜选食材	宜选食材	不吃或少吃食材
蔬菜类	白萝卜、胡萝卜、黄瓜、番茄、大白菜、芹菜等	韭菜、菜花、油菜
水果类	香蕉、苹果、梨、西瓜、草莓、柿子、杏等	—
谷薯豆类	精白米、精面粉、山药、苏打饼干等	糙米、荞麦、黑豆、黄豆等
蛋奶类	鸡蛋、牛奶	—
菌藻类	黑木耳	香菇、金针菇
肉类	—	动物内脏、肉汁、肉汤等
水产类	—	青鱼、鲅鱼、小虾等

痛风急性发作期一日三餐搭配

日期	早餐	午餐	晚餐
周一	馒头、凉拌黄瓜、牛奶	米饭、番茄炒鸡蛋、洋葱汤	清汤面条、清炒西蓝花
周二	牛奶、苏打饼干、凉拌萝卜丝	馒头、黄瓜木耳汤、清炒芹菜	白米饭、蒜苗炒鸡蛋、清炒芹菜
周三	牛奶、花卷、凉拌黄瓜	米饭、清炒山药、紫菜汤	馒头、白米粥、青椒炒鸡蛋
周四	白米粥、煮鸡蛋、凉拌木耳	黄瓜清汤面、清炒胡萝卜丝	米饭、凉拌海带丝、素炒胡萝卜
周五	苏打饼干、清炒胡萝卜丝、牛奶	馒头、醋熘土豆丝、葱花蛋花汤	米饭、醋熘白菜、紫菜鸡蛋汤
周六	馒头、凉拌黄瓜、牛奶	米饭、洋葱炒鸡蛋、凉拌苦瓜	青菜面、清炒茄子
周日	牛奶、花卷、炝拌土豆丝	素菜包、黄瓜木耳蛋汤	米饭、蒜蓉空心菜、番茄鸡蛋汤

注：肉、鱼、鸡用量一律控制在 50 克。

低嘌呤食物搭配

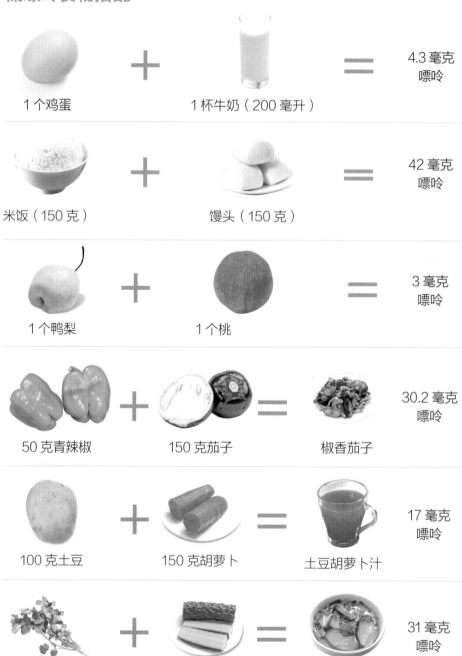

1 个鸡蛋 + 1 杯牛奶（200 毫升） = 4.3 毫克嘌呤

米饭（150 克） + 馒头（150 克） = 42 毫克嘌呤

1 个鸭梨 + 1 个桃 = 3 毫克嘌呤

50 克青辣椒 + 150 克茄子 = 椒香茄子 30.2 毫克嘌呤

100 克土豆 + 150 克胡萝卜 = 土豆胡萝卜汁 17 毫克嘌呤

10 克香菜 + 150 克黄瓜 = 香菜黄瓜汤 31 毫克嘌呤

痛风急性发作期推荐菜谱

葱油萝卜丝

利尿消肿

材料 白萝卜 300 克，大葱 20 克。

调料 盐 3 克。

做法

1 白萝卜洗净，去皮，切丝，用盐腌渍，
  沥水，挤干；大葱切丝。

2 锅置火上，倒油烧至六成热，下葱丝炸
  出香味，浇在萝卜丝上拌匀即可。

> **防治痛风功效**
>
> 萝卜味甘、辛，性凉，含
> 有能有效促进尿酸排泄的营养物
> 质，而且白萝卜属于碱性食物，
> 嘌呤含量很低，凉拌能够利尿消
> 肿，也不用担心引起尿酸升高。

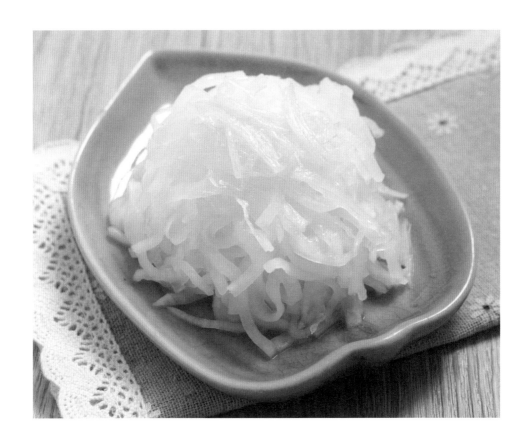

痛风缓解期的饮食方案

三餐饮食原则

1 在痛风缓解期，可以恢复正常的平衡膳食。蛋奶类、水果蔬菜类和主食类都基本与正常人饮食相同。

2 肉类和海鲜不但要限制摄入量，而且要在种类上精挑细选，要选择嘌呤含量相对低的肉类和海鲜食物。

3 养成多喝水的习惯，尽可能戒酒。

4 饮食的目标是将血尿酸值长期控制在正常范围内，控制热量的摄入，保持正常体重。

5 慎用嘌呤含量高的食物，合理选用嘌呤含量中等的食物。

6 可通过一些烹调技巧来减少鱼和肉中的嘌呤含量，比如用蒸、烤、焯的烹调方法，少用油炸，少喝鱼汤、肉汤。

7 烹调以植物油为主，少用动物油。

专家指导

痛风患者宜食用橄榄油

橄榄油在西方被誉为"液体黄金"，与其他植物油相比，其含有较高的单不饱和脂肪酸，可促进血液循环，减少血液中的一些物质如尿酸等在体内的存留和堆积，预防痛风。在烹饪方面，它不会破坏蔬菜的颜色，也不像其他食用油那么油腻。

营养处方

- 每天肉类和海鲜的摄入量要控制在100克之内。
- 每天蛋白质的摄入量不超过80克。血尿酸浓度高时，最好选择嘌呤含量低的牛奶、鸡蛋作为蛋白质来源。

- 每天水果的摄入量应保证热量不高于90千卡。90千卡可以是150克香蕉、200克苹果、200克梨、500克西瓜、300克草莓、150克柿子、200克杏等。

痛风缓解期的食物选择

宜选食材	适量吃食材	不吃或少吃食材
蔬菜类	白萝卜、胡萝卜、黄瓜、番茄、大白菜、芹菜、土豆、莴笋、莲藕、菜花、豆角、大蒜等	荷兰豆、扁豆、芦笋
水果类	香蕉、苹果、梨、西瓜、草莓、柿子、杏等	—
谷薯豆类	精白米、精面粉、苏打饼干、麦片、精粉面包、馒头、面条、通心粉、山药、芋头等	糙米、荞麦等
蛋奶类	鸡蛋、牛奶、酸奶、炼乳、麦乳精、豆奶	—
菌藻类	蘑菇、黑木耳	—
肉类	鸡肉、羊肉	动物内脏等
水产类	海蜇、鳝鱼、金枪鱼、鲑鱼、龙虾、螃蟹	鲅鱼、小虾等

痛风缓解期一周食谱举例

日期	早餐	午餐	晚餐
周一	馒头、凉拌白菜心、牛奶	米饭、丝瓜炒鸡蛋、白菜粉丝汤	清汤面条、清炒菜花
周二	牛奶、苏打饼干、凉拌土豆丝	馒头、香菜木耳汤、肉片小油菜	米饭、韭菜炒鸡蛋、清炒胡萝卜丝
周三	牛奶、花卷、凉拌芹菜	米饭、肉末烧南瓜丝、紫菜汤	馒头、白米粥、洋葱炒鸡蛋
周四	白米粥、茶叶蛋、凉拌木耳	小白菜清汤面、清炒黄瓜片、清蒸草鱼	米饭、蒜泥海带丝、素炒土豆丝
周五	苏打饼干、清炒萝卜丝、牛奶	馒头、醋熘白菜片、葱花蛋花汤、酱牛肉	米饭、虾皮西葫芦、鸡蛋汤
周六	馒头、凉拌菠菜、牛奶	米饭、番茄炒鸡蛋、凉拌苦瓜	肉末青菜面、凉拌茄子
周日	牛奶、花卷、炝拌海带丝	素菜包、黄瓜木耳汤、白切鸡丝	米饭、蒜蓉茼蒿、冬瓜鸡蛋汤

注：肉、鱼、鸡用量一律控制在 50 克。

中、低嘌呤食物搭配

 + = 4.3 毫克嘌呤

1 个鸡蛋（中等大小） 1 杯牛奶（每杯 200 毫升）

 + = 56 毫克嘌呤

米饭（200 克） 馒头（200 克）

（每 50 克米饭或馒头含 7 毫克嘌呤，400 克米饭或馒头含 56 毫克嘌呤）

 + = 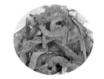 31 毫克嘌呤

100 克海蜇 150 克黄瓜 黄瓜拌海蜇

 + = 23 毫克嘌呤

1 个鸡蛋（中等大小） 200 克丝瓜 丝瓜炒鸡蛋

 + = 111 毫克嘌呤

50 克猪瘦肉 200 克菜花 菜花炒肉

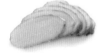 + = 21 毫克嘌呤

10 克生姜 150 克菠菜 姜汁菠菜塔

痛风缓解期推荐菜谱

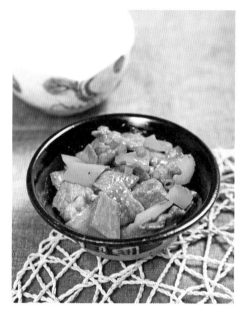

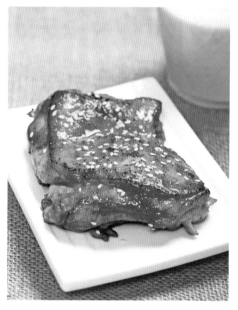

尖椒炒牛肉片

痛风缓解期的营养补给

材料 瘦牛肉 100 克，尖椒 150 克，胡萝卜 50 克。

调料 葱花、花椒粉、淀粉、香油、酱油、盐各适量。

做法

1 牛肉用水冲洗一下、切片；尖椒洗净，切块；胡萝卜洗净，切片。

2 瘦牛肉片加花椒粉、淀粉、香油和酱油抓匀，腌渍 15 分钟。

3 锅置火上，倒入适量植物油烧热，炒香葱花，下入牛肉片煸熟，加入尖椒块和胡萝卜片断生，加盐调味即可。

干煎鸡肉

提高痛风患者抵抗力

材料 鸡腿肉 50 克，熟芝麻适量。

调料 盐、料酒、葱段、姜片、酱油各适量。

做法

1 鸡腿肉洗净，加盐、料酒、葱段、姜片、酱油抓匀，腌渍 20 ~ 30 分钟。

2 取平底煎锅置火上，倒入少量植物油烧热，下入腌渍好的鸡腿肉，两面煎熟且色泽金黄时盛出，装盘，撒上熟芝麻即可。

痛风合并高血压的饮食方案

三餐饮食原则

盐的摄入别超标

食盐摄入过多，就会增加血容量和血液黏稠度，使血管收缩、血压升高，因此，痛风并发高血压患者每日食盐摄入量应为 2 ～ 5 克。可以使用控盐勺，一天用量可以分次食用，亦可集中到其中一餐。

扫一扫，看视频

限制脂肪及高胆固醇的量

少吃动物内脏（心、肝、肠、肾及脑）、蛋黄、虾子、蟹黄、肥肉、鱿鱼、墨鱼、牛油、奶油等高脂肪、高胆固醇的食物。每天烹调用油不超过 25 克，有条件的可以选用橄榄油、山茶油等油脂，这些油脂含有较多单不饱和脂肪酸，对心脑血管可以起到很好的保护作用。

每周吃 2 ～ 3 次鱼

过多摄入蛋白质会使嘌呤的合成量增加，并且蛋白质代谢产生含氮物质，可引起血压波动。应少吃含脂肪高的猪肉，增加蛋白质含量较高而脂肪含量较少的禽类及鱼类。牛奶、鸡蛋嘌呤含量很低，可作为蛋白质的首选来源。

补充含钾丰富的食物

钾可抑制钠从肾小管的吸收，促进钠从尿液中排泄，对痛风并发高血压人群具有明显的降压作用。同时，钾还可以对抗钠升高血压的不利影响，对血管的损伤有防护作用。可以适当多吃香蕉、蒜苗、青椒、西葫芦、冬瓜等含钾丰富的食物。

多吃碱性食物，帮助尿酸结石溶解

多吃碱性食物，可以降低血清和尿液的酸度，长期食用甚至可以让尿液保持偏碱性，从而增加尿酸在尿液中的溶解度。一般来说，可以多吃白菜、番茄、黄瓜、胡萝卜、菠菜、卷心菜、生菜等蔬菜。

三餐食物选择

宜选食材	适量吃食材	不吃或少吃食材
蔬菜类	土豆、菠菜、茄子、洋葱、番茄、冬瓜等	腌制咸菜
水果类	柑橘、李子、香蕉、橘子、大枣、葡萄等	—
谷薯豆类	糙米、燕麦、山药、玉米、绿豆、红小豆等	—
蛋奶类	鸡蛋、鸭蛋、牛奶、豆浆等	—
菌藻类	海带、银耳、金针菇	香菇
肉类	瘦肉	肥肉及内脏
水产类	草鱼、鲫鱼、螃蟹、海参等	沙丁鱼、带鱼、鲱鱼、金枪鱼、牡蛎等

早餐先进食流质食物

痛风并发高血压患者早餐先喝点流质食物对身体很有好处。经过一夜的时间，人体消耗不少体液，血容量相对减少，早晨适当补充一些液体，可稀释血液，增加血容量，改善血液循环，有利于心血管的自稳态调节，避免清晨血压骤然升高。

午餐适当吃点儿想吃的肉类

营养学家的研究成果表明，一日三餐热量的合理分配方案是：早餐占当天总热量的 30% ~ 40%；午餐占 40% ~ 50%；晚餐占 20% ~ 30%。这是符合痛风并发高血压患者一天生理活动对热量的需求的。所以，痛风并发高血压患者如果有特别想吃的高热量、高胆固醇食物，不妨放在午餐里，适量吃一点。

晚餐吃早点儿，八分饱，少荤食

痛风并发高血压患者的晚餐有很多讲究。首先，时间最好安排在晚上 6 点左右，尽量不要超过晚上 8 点。一般来讲，8 点之后最好不要再吃东西了，可以适量饮水。晚餐吃得太晚，不久就要上床睡觉，无形中增加了患尿道结石的风险。

晚餐不宜过饱，以八分饱为宜，自我感觉不饿即可。晚餐吃得太饱会长胖，还会造成胃肠负担加重，影响睡眠，长期下去容易引起神经衰弱等疾病。

低嘌呤、低钠食谱推荐

 + 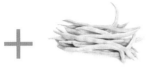 = 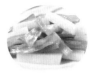 50 毫克嘌呤
938 毫克钾

150 克土豆　　　　　150 克四季豆　　　　　土豆炖四季豆

 + 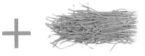 = 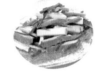 92 毫克嘌呤
387 毫克钾

100 克豆腐干　　　　　100 克韭菜　　　　　豆腐干炒韭菜

 + = 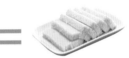 18 毫克嘌呤
438 毫克钾

150 克玉米面　　　　　50 克小米面　　　　　玉米面发糕

 + = 29 毫克嘌呤
389 毫克钾

50 克鸡蛋　　　　　100 克蘑菇　　　　　蘑菇炒蛋

 + = 4 毫克嘌呤
384 毫克钾

100 克橘子　　　　　100 克香蕉

低嘌呤、低钠食谱推荐

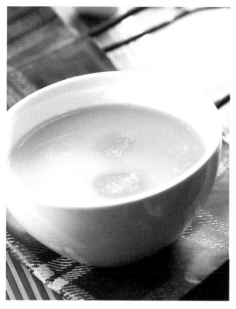

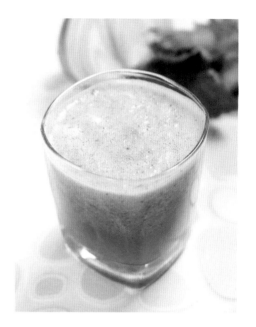

红薯玉米粥

降糖降压

材料 红薯200克，玉米面100克。

做法

1. 红薯洗净，去皮，切成丁状；玉米面用水调成稀糊状。

2. 将红薯丁倒入煮锅中，加入适量清水，用大火加热煮沸，煮沸后转小火煮20分钟，边煮边用勺子轻轻搅动，直至红薯软烂。

3. 往红薯粥中加入玉米面糊，边加糊边搅动，继续小火煮10分钟左右即可。

洋葱芹菜菠萝汁

稳定血压

材料 芹菜、菠萝各50克，洋葱30克。

调料 蜂蜜或白糖少许。

做法

1. 菠萝、洋葱分别洗净、去皮、切丁；芹菜洗净切段。

2. 将备好的材料放入榨汁机中榨汁。

3. 加入少量蜂蜜或白糖，搅拌均匀即可。

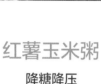

防治痛风功效

这杯蔬果汁适合高血压或高脂血症患者，搭配芹菜有助于清热凉血、稳定血压。

痛风合并糖尿病的饮食方案

三餐饮食原则

控制总热量

糖尿病饮食的首要原则是控制总热量的摄入，这与痛风饮食的原则毫不冲突。所以，高尿酸血症或痛风合并糖尿病时，一定要控制每天总热量的摄入，以达到并保持理想的体重。

扫一扫，看视频

限制脂肪的摄入

限制脂肪的摄入有两方面的理由：一方面，富含脂肪的食物往往嘌呤含量较高；另一方面，脂肪中富含饱和脂肪酸和胆固醇，摄入过多容易增加心血管负担，引发心脑血管疾病。一般正常成年人每日每千克体重应供给脂肪 0.6 ~ 1 克，同时应少食用动物油，最好选用植物油，以减少嘌呤含量。

保证蛋白质的摄入

糖尿病患者体内代谢紊乱，往往会伴随着蛋白质分解过速、丢失过多，因此宜补充优质蛋白。但是，蛋白质含量丰富的食物中，大多嘌呤含量高，所以，痛风患者应注意尽量选用优质蛋白而且嘌呤含量低或中等的食物，如牛奶、鸡蛋、鸡肉等。

多吃富含钙、锌、铁的食物

痛风和糖尿病的发生，常与钙、锌、铁等元素缺乏有关，所以患者应长期补充富含这些元素的食品，如牛奶、芹菜、苋菜、荠菜、番茄、猪血等。

正确的进食顺序

痛风合并糖尿病患者如果中午吃的是盒饭，进餐时应先吃蔬菜，然后吃些主食，接着吃肉或鱼等主菜，如果有汤要放在最后喝。一餐的食物种类尽量丰富一些，有助于减缓餐后血糖的上升。

1 黄瓜、萝卜
等小菜

2 炖茄子

3 清炒胡萝卜丝

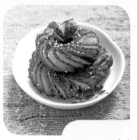
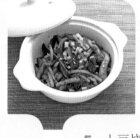
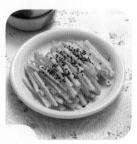

4 二米饭

5 土豆烧鸡块

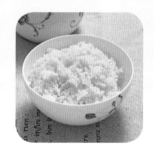
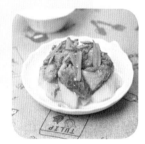

三餐食物选择

宜选食材	适量吃食材	不吃或少吃食材
蔬菜类	圆白菜、南瓜、黄瓜、生菜、番茄、菠菜等	—
水果类	苹果、杨梅、樱桃、草莓、香瓜、柚子	柿子、香蕉、大枣、荔枝、桂圆
谷薯豆类	白米、小麦、红薯、玉米、小米等	—
蛋奶类	鸡蛋、纯牛奶、酸奶	—
菌藻类	海带、黑木耳	香菇
肉类	瘦肉、猪血	动物内脏、肉汁、肉汤等
水产类	海蜇、鲑鱼、龙虾、螃蟹等	带鱼、凤尾鱼、沙丁鱼、鲅鱼等
饮料类	淡茶水、矿泉水	咖啡、雪碧、可乐等

早餐用干饭代替稀饭

稀饭是半流体状态，进食后，胃的排空时间较短。另外，稀饭加热时间长，淀粉容易转化为易被人体吸收的葡萄糖，因此，吃稀饭比吃干饭更容易导致餐后高血糖。对于痛风合并糖尿病患者来说，早餐和午餐前是一天中较难控制血糖的时段。因此，建议痛风合并糖尿病患者早餐进食以干饭（全麦面包、米饭、燕麦片等）为主的主食，这样有利于这段时间的血糖控制，进而有利于全天的血糖控制。

午餐荤素菌类结合

午餐是一天能量的加油站，午餐约占一天应摄入总能量的40%。午餐应丰富些，可以包含五谷类、肉蛋类、蔬果类、菌类，不仅可以提供丰富的营养，而且还含有降糖成分，帮助痛风合并糖尿病患者改善病情。对于上述食材，要选择一些痛风患者和糖尿病患者都能食用的，如黑木耳、蛋类、燕麦等。注意避免一些会引起痛风的降糖食材，如香菇等。

晚餐清淡为主，多吃素食

痛风合并糖尿病患者的晚餐可以蔬菜为主，主食要适量减少，适当吃些粗粮，可以少吃一些健康的肉类。甜点、油炸食物尽量不要吃。蛋白质、脂肪类吃得越少越好。如果晚餐吃得过饱，会促进胰岛素大量分泌，加重胰岛 B 细胞的负担，易使胰腺功能衰竭。

灵活加餐，避免血糖大起大落

在控制总热量的同时，可采取少食多餐的方式，就是每天多吃几顿，每顿少吃一点儿，在正常的早、中、晚三餐之外匀出一些热量作为加餐。

一般来说，加餐时间可选择上午 9 ~ 10 时、下午 3 ~ 4 时和晚上睡前 1 小时。加餐的食物可选择低糖水果（在血糖控制好的情况下可适当进食水果，但要控制用量）、低糖蔬菜（如黄瓜、番茄、生菜等）。

睡前加餐主要是为了补充血液中的葡萄糖，避免发生夜间低血糖，加餐与否可根据个人的血糖控制情况而定，如果血糖水平较低或正常可适当加餐，如果血糖水平较高则没有必要加餐。睡前加餐可选择牛奶、豆腐干、花生等高蛋白食品。

低嘌呤、低碳水化合物食物搭配

 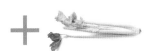

50 克土豆 + 200 克芹菜 = 芹菜炒土豆片   18 毫克嘌呤
13 克碳水化合物

 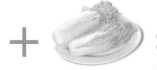

50 克鸡蛋 + 150 克大白菜 = 大白菜炒鸡蛋   19 毫克嘌呤
6 克碳水化合物

低嘌呤、低碳水化合物食谱推荐

苦瓜鸡片

降糖、补充蛋白质

材料 苦瓜 200 克，鸡肉 100 克。

调料 盐 3 克，料酒、淀粉各适量。

做法

1 将苦瓜洗净，纵切成两半，挖去瓤，切成薄片，放在沸水中焯一下，捞出沥干水分；将鸡肉洗净，切成薄片，焯水，沥干；把盐、料酒、淀粉调成芡汁备用。

2 锅内放入适量油，待油热后，先下苦瓜急炒至快熟后搁锅边，随后下鸡片急炒至熟，与苦瓜合炒，倒入芡汁，翻炒几下即可。

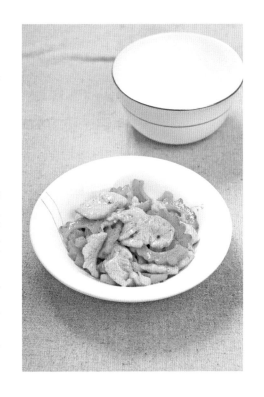

痛风合并高脂血症的饮食方案

三餐饮食原则

平衡碳水化合物、脂肪、蛋白质摄入量

限制热量摄入、控制体重宜采用低热量、低脂肪的平衡饮食。其中碳水化合物约占总热量的 57%，脂肪占总热量的 25%，蛋白质占总热量的 18%。

扫一扫，看视频

每天胆固醇摄入量控制在 200 毫克以下

痛风合并高脂血症患者每天胆固醇的摄入量应控制在 200 毫克以下，忌食含胆固醇高的食物，如动物内脏、蛋黄、鱼子、蟹黄、鱿鱼等食物。

限制甜食的摄入量

不要过多吃甜食，这类食品中一般含有较多的蔗糖、果糖，这类糖可转变为甘油三酯，加剧痛风合并高脂血症患者的病情。

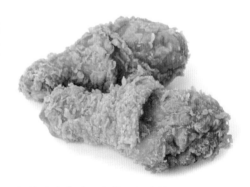

限制脂肪的摄入量

少食用或不食用富含饱和脂肪酸的动物脂肪，尽量不吃油炸食品，增加多不饱和脂肪酸的摄入，有助于降低血中胆固醇的含量。食用油以植物油为主，每日不超过 25 克。

经常吃高脂肪、高热量的食物，不但容易导致血脂异常，还会加重病情，引发其他并发症，如痛风、高血压、糖尿病等

每天摄入 25 ~ 35 克膳食纤维

膳食纤维能减少胆固醇的吸收，增加粪便体积和肠蠕动，促进胆固醇排出，起到降血脂的作用。但大量食用可引起大便量及次数的增多、排气及腹胀等不良反应，因此高脂血症患者适当增加膳食纤维的摄入量即可，每天 25 ~ 35 克最为理想。

三餐食物选择

宜选食材	适量吃食材	不吃或少吃食材
蔬菜类	胡萝卜、黄瓜、番茄、韭菜、菠菜、芹菜、苋菜等	—
水果类	山楂、苹果、香蕉、荔枝、猕猴桃、葡萄等	椰子
谷薯豆类	精白米、富强粉、全麦粉、燕麦、糙米、高粱米等	—
蛋奶类	牛奶、酸奶、蛋清	蛋黄
菌藻类	银耳、黑木耳	香菇
肉类	动物瘦肉	动物内脏、肥肉、鸡皮、香肠、腊肠、肉汤等
水产类	黄花鱼、草鱼、鲢鱼、海蜇等	墨鱼、鱿鱼、蟹黄、鱼子等

低嘌呤、低脂的健康早餐食材

- 水煮蛋。痛风合并高脂血症患者最好弃蛋黄，只吃蛋清，因为蛋黄中的胆固醇含量较高，蛋清中含有蛋白质、铁、钙等营养，也是早餐的优良选择。
- 牛奶。牛奶嘌呤含量低，并且富含蛋白质、钙等，可以为身体补充能量。

- 水果。大多数的水果嘌呤含量却不高，并且富含维生素、矿物质、膳食纤维和碳水化合物，早餐食用消化吸收更好。
- 蔬菜。早餐食用蔬菜的量不必太多，但不可省略。蔬菜是碱性食物，可为痛风合并高脂血症患者提供维生素和膳食纤维，还含有钙、钾、镁等成分，能促进机体的酸碱平衡。

午餐宜少油、低热量

痛风合并高脂血症的人群，午餐应尽量选择营养均衡、油脂少、低热量的食物。

外出就餐如何选择食物

餐品种类	适量吃	不吃或少吃
中餐	麻婆豆腐、醋拌凉菜、炖菜类、白米饭、牛肉面等	干炸类菜、炸春卷、肉包子、炒饭、炒面、叉烧肉、糯米鸡、梅菜扣肉、韭菜炒肝等
西餐	法式长条面包、红酒炖牛肉、意大利肉酱面等	奶汁烤菜、奶酪烤菜、汉堡包、意大利肉酱面、奶油意大利面等
日本料理	沙丁鱼、螃蟹、生鱼片等	带脂肪的金枪鱼
韩式料理	大酱汤、铁板烧、砂锅饭、拉面等	烤五花肉等
快餐店	蔬菜类盖饭等	炸肉类盖饭、鸡蛋鸡肉盖饭等

晚餐吃素，血管不"增肥"

素食的热量较低，尤其是膳食纤维含量较高的蔬菜，即便饱食之后也不至于让人肥胖，而且很多素食具有调节血脂的作用，如山楂、洋葱等。

偏素固然重要，但晚餐吃素尤为重要。人在白天活动量大，热量消耗也大，即使吃点高脂、高热量食物也会很快消耗掉。如果晚上摄入过多高脂、高热量食物情况就不一样了。因为晚餐后人体活动量有限，过剩的热量在体内会转化成脂肪，导致血脂升高。

因此，晚餐要以清淡的素食为主，即便不能保证每天素食，一周也最好吃 2 ~ 3 次全素晚餐，多吃芹菜、西蓝花等高纤维蔬菜。如果实在嘴馋，偶尔吃一顿以荤食为主的晚餐也是可以的，但最好把晚餐时间提前一点，并要控制食量。

专家指导

晚餐别吃油腻和难消化的食物，尽量不吃宵夜

痛风合并高脂血症患者晚餐时间过晚或吃油腻和难以消化的食物，会促进胆固醇在动脉壁上沉积，导致血脂异常和动脉粥样硬化的发生。

痛风合并高脂血症患者尽量不要吃宵夜，因为吃宵夜后食物往往没完全消化，人已入睡，残留的甘油三酯会以渣滓的形式遗留在血液中而导致高甘油三酯血症。

低嘌呤、低脂食物搭配

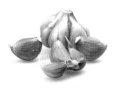 + 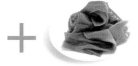 =

10 克大蒜　　　　　50 克水发海带　　　　蒜泥海带　　　　52 毫克嘌呤
　　　　　　　　　　　　　　　　　　　　　　　　　　　0.1 克脂肪

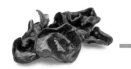 + =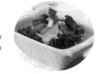

20 克水发黑木耳　　　150 克黄瓜　　　　黄瓜木耳汤　　　24 毫克嘌呤
　　　　　　　　　　　　　　　　　　　　　　　　　　　0.3 克脂肪

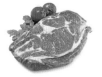 + 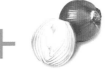 =

50 克牛瘦肉　　　　150 克洋葱　　　　洋葱炒牛肉　　　50 毫克嘌呤
　　　　　　　　　　　　　　　　　　　　　　　　　　　1.5 克脂肪

 + 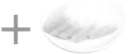 =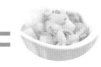

50 克鲜虾仁　　　　100 克冬瓜　　　　虾仁烩冬瓜　　　75 毫克嘌呤
　　　　　　　　　　　　　　　　　　　　　　　　　　　1.5 克脂肪

 + 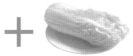 =

50 克海蜇　　　　　150 克白菜心　　　白菜心拌海蜇　　24 毫克嘌呤
　　　　　　　　　　　　　　　　　　　　　　　　　　　0.3 克脂肪

 +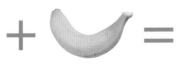

1 个苹果　　　　　　1 个香蕉　　　　　　　　　　　　4 毫克嘌呤
　　　　　　　　　　　　　　　　　　　　　　　　　　　0.6 克脂肪

低嘌呤、低脂食谱推荐

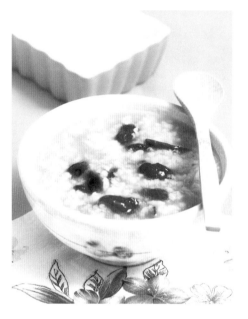

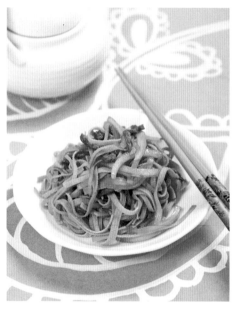

桂圆红枣粥

改善血液循环

材料 糯米 100 克，桂圆肉 20 克，红枣 15 克。

调料 红糖适量。

做法

1 糯米淘洗干净，浸泡 4 小时；桂圆肉去杂质，洗净；红枣洗净，去核。

2 锅置火上，加适量清水烧开，放入糯米、桂圆肉、红枣，用大火煮沸，转小火熬煮成粥，加入红糖搅匀即可。

洋葱炒豆腐丝

降低胆固醇

材料 豆腐干 150 克，洋葱 80 克，猪瘦肉 50 克。

调料 水淀粉、盐、酱油、醋、花椒油、鲜汤各适量。

做法

1 干豆腐、洋葱、猪肉分别洗净，切丝。

2 锅置火上，倒入适量植物油烧热，倒入豆腐丝煸炒，加适量鲜汤，改小火。

3 小火稍微煮片刻换大火，然后加入切好的肉丝和洋葱丝，加入盐、酱油翻炒至熟。

4 放醋，用水淀粉勾芡，淋上些许花椒油即可。

痛风合并肥胖的饮食方案

三餐饮食原则

摄入的热量应小于消耗的热量

从膳食中摄入的热量必须小于机体的消耗热量。以每周降 0.5 ～ 1 千克体重为宜，直至体重降至正常或接近正常时给予维持热量。

盐的摄入量控制在每日 5 克以下

食盐具有亲水性，如果摄入的食盐过多，不仅会导致体内水滞留，还会增加人体的血容量和体重。因此，应限制每日的食盐摄入量，肥胖患者应控制在 5 克以下。为避免钠的摄入量超标，可以用限盐匙来掌握其用量。常见的有 1 克限盐匙、2 克限盐匙、5 克限盐匙。

脂肪摄入量限制在每日 40 克左右

限制脂肪的摄入量主要是限制食用油、肥肉等含脂肪量高的食物。在三大营养物质中，脂肪的含热量最高，它供给的热量也最容易使人发胖。在减肥膳食中，每日进食脂肪量应限制在 40 克左右。

专家指导

痛风患者不要情绪化而暴饮暴食

1. 如果因为压力或者棘手的事情产生负面情绪，可以选择买件心仪很久的衣服、看场喜剧电影、做些一直很想做却还没来得及做的事情，通过这些来转移对负面情绪的注意力。
2. 有选择地吃些小零食，如坚果等，满足一下口腹之欲，进而缓解情绪。但切忌过量，每天控制在 20 ～ 40 克为宜，如果超出基本热量，要辅助以运动来消耗。
3. 坚持每天 30 分钟有氧运动，可以让自己时刻保持好心情。

保证每日摄入 55 ～ 65 克蛋白质

蛋类、肉类都含有丰富的蛋白质，蛋白质不仅具有构造机体组织的功能，还可以供给热量，调节人体的各项生理功能，一般每天需进食 55 ～ 65 克蛋白质。

切忌盲目节食

盲目节食或限制饮食，会造成严重的营养不良，从而使病情加重或损害身体健康。且体重减轻过快还容易引起酮症或痛风急性发作。

三餐食物选择

宜选食材	适量吃食材	不吃或少吃食材
蔬菜类	黄瓜、番茄、茄子、苦瓜、白萝卜、韭菜、冬瓜等	—
水果类	木瓜、菠萝、樱桃、杨梅、草莓、猕猴桃等	—
谷薯豆类	糙米、燕麦、豆腐、红小豆、绿豆等	黄豆、蚕豆等
蛋奶类	鸡蛋、鸭蛋、牛奶	—
菌藻类	海带、黑木耳	香菇
肉类	兔肉、牛肉、猪血等	动物内脏、肉汤、肉汁等
水产类	海蜇、海参、鳝鱼	青鱼、带鱼、三文鱼等

忌为了减肥而不吃早餐

有些人为了减肥，用不吃早餐的方法来减少热量的摄入，这是不科学的。相反，如果不吃早餐，会感觉较饥饿，午饭和晚饭的食量会增加，从而降低新陈代谢率，脂肪更易积聚，所以经常不吃早餐会令人更易肥胖，还会加速衰老、降低抵抗力。对于痛风合并肥胖症患者来说，早餐可以粗细搭配，比如在粥中加入一些嘌呤含量低的玉米、燕麦等，这样可以增加膳食纤维的摄入，增强饱腹感。

选择离公司远一点的餐厅进餐

午餐时如果时间允许，可以选择距离公司较远的餐厅用餐，这样更有利于健康。不但可以让眼睛换个环境，还可以增加走路的机会，增加能量消耗，防止肥胖。一般来说，步行15分钟就能消耗相当于50克米饭的热量。

忌晚餐过量

因为晚餐后人体活动量较小，热量消耗少，同时饭后3～5小时，人会进入睡眠状态，如果晚餐进食过多，食物在体内转化为热量，这些热量消耗不掉就会储存在体内，时间长了易造成肥胖、高血压等。

等到真饿时再加餐

两餐之间如果出现饥饿感的时候，先等15分钟再做出反应，并使之成为习惯。通常来讲，烦恼、劳累、忧郁或者是焦急状态等都有可能导致饥饿感的产生，这并不是真正的饥饿状态，此时可以喝一杯水。如果15分钟后依然感觉饿的话，可以选择吃一些低热量的食物，如水果，或者喝1杯酸奶。切忌吃炸薯片等高热量食品。

低嘌呤、低热量食物搭配

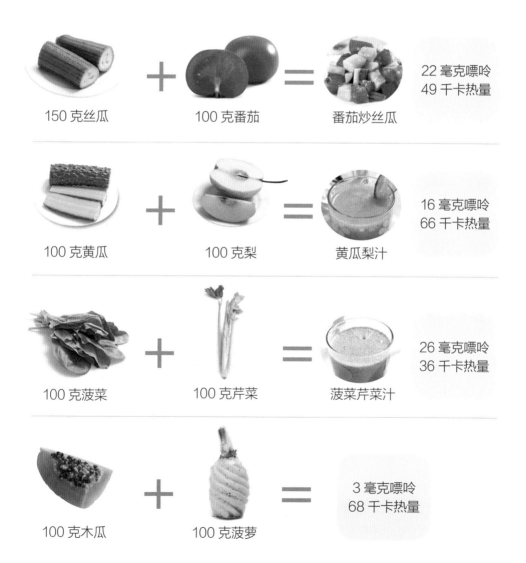

150 克丝瓜	+	100 克番茄	=	番茄炒丝瓜	22 毫克嘌呤 49 千卡热量
100 克黄瓜	+	100 克梨	=	黄瓜梨汁	16 毫克嘌呤 66 千卡热量
100 克菠菜	+	100 克芹菜	=	菠菜芹菜汁	26 毫克嘌呤 36 千卡热量
100 克木瓜	+	100 克菠萝	=		3 毫克嘌呤 68 千卡热量

低嘌呤、低热量食谱推荐

番茄炒西蓝花

排尿酸，控制体重

材料 西蓝花 150 克，番茄 50 克。

调料 盐 3 克，植物油适量。

做法

1 西蓝花去柄，掰小朵，洗净，放入
沸水中烫一下，立即捞出，放入凉
水中过凉，捞出沥干；番茄洗净，
切块，备用。

防治痛风功效

番茄和西蓝花中的维生素 C、膳
食纤维含量很高，并且热量很低，经常
食用可以促进尿酸的排泄，降低血尿酸
浓度，避免痛风石沉积，还能控制体重。

2 炒锅置火上，倒油烧热，放入西蓝
花快速翻炒，再放入番茄块，放盐
稍炒即可。

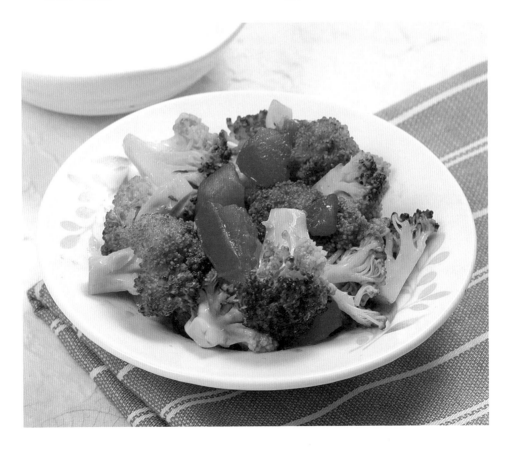

痛风合并冠心病的饮食方案

三餐饮食原则

控制热量摄入是重要环节

控制总热量，维持热量平衡，防止肥胖，使体重维持在理想范围内。控制体重是防止痛风合并冠心病的饮食环节之一。

供给充足的膳食纤维、维生素和矿物质

应注意多吃含膳食纤维、镁、铬、锌、钙、硒及维生素 A、维生素 C 的食品。膳食纤维能吸附胆固醇，阻止胆固醇被人体吸收，并能促进胆酸从粪便中排出，减少胆固醇的体内生成，降低血液中胆固醇的含量，减轻冠心病症状。蔬果中多含有丰富的膳食纤维、矿物质和维生素。适合痛风合并冠心病患者食用的蔬果有胡萝卜、番茄、蒜、洋葱、芹菜、苋菜、黑木耳、海带、香蕉、大枣、苹果、猕猴桃、柠檬等。

脂肪的摄入应限制在总热量的 25% 以下

脂肪的摄入应限制在总热量的 25% 以下，以植物油为主。此外，还要控制胆固醇的摄入，胆固醇的摄入量每天应少于 300 毫克。少吃富含饱和脂肪酸或高嘌呤的肥肉、动物油、高脂奶品及蛋黄、动物内脏等食品。

每餐宜吃七八分饱

研究表明，冠心病患者如吃得过饱可诱发和加重心绞痛，甚至导致心肌梗死及猝死。特别是晚餐，因夜间更易发生心绞痛和心肌梗死，痛风合并冠心病患者更不能大量进食。专家建议，痛风合并冠心病患者宜少食多餐，每顿饭只吃七八分饱。

专家指导

适量饮淡茶

茶叶具有抗凝血的作用，还能促进纤维蛋白溶解，适量饮淡茶可预防冠心病，但不宜饮浓茶、咖啡等兴奋神经的饮品。

三餐食物选择

宜选食材	适量吃食材	不吃或少吃食材
蔬菜类	黄瓜、空心菜、茄子、竹笋、洋葱、番茄、白菜、胡萝卜等	—
水果类	葡萄、橘子、苹果、西瓜、香蕉、荔枝、猕猴桃、葡萄等	—
谷薯豆类	精白米、富强粉、全麦粉、燕麦、糙米、高粱米、红薯等	—
蛋奶类	牛奶、酸奶、蛋清	蛋黄
菌藻类	海带、银耳、黑木耳	香菇
肉类	动物瘦肉	动物内脏、肥肉、鸡皮、香肠、腊肠、肉汤等
水产类	海蜇、海参、鳝鱼	青鱼、带鱼、螃蟹等

早餐加点儿有益心脏的坚果

坚果中除了含有丰富的蛋白质、锌、钙等营养元素外，另一种不得不提的营养元素就是不饱和脂肪酸，其含量甚至超过大部分鱼类，而且坚果所含的饱和脂肪酸很少，对辅助治疗冠心病很有好处。痛风合并冠心病患者可以选择夏威夷果、榛子、核桃、杏仁等，每天一小把。

另外，吃了坚果，相应的一天的菜肴和主食中要减少相应的用油量，这样既能获取坚果的营养保健效果，有利于预防心脑血管疾病，还能预防肥胖。

午餐增加不饱和脂肪酸和优质蛋白质的摄入量

瘦肉、鱼肉、牛奶或鸡蛋是脂肪和优质蛋白质的主要来源。为了降低饱和脂肪酸的摄入，增加不饱和脂肪酸的摄入，应该巧妙选肉。相较于畜肉来讲，鱼肉脂肪含量普遍较低，而且鱼肉中含有的脂肪多为不饱和脂肪酸，可防止肥胖、心脑血管疾病等。因此，痛风合并冠心病患者可将嘌呤含量低的鱼肉作为肉类的首选。

晚餐应以碳水化合物和蔬菜为主

脂肪吃得太多，会使血脂升高，就容易引发冠心病；蛋白质吃得太多易增加机体代谢负担；而碳水化合物可在人体内生成更多的血清素，发挥镇静安神的作用，促进睡眠。因此，晚餐的热量应主要由碳水化合物供给，但应多选用粗粮，同时多吃蔬菜，配以少量肉类或蛋类。

适当多吃富含多酚化合物的食物

富含多酚类化合物的食物有葡萄、蓝莓、树莓等浆果类，有效成分如酚酸、黄酮醇、白藜芦醇、单聚儿茶酚等，它们都是"护心功臣"。多酚类化合物能促进一氧化氮的产生，一氧化氮可以调节血管张力，抑制炎症细胞黏附在血管壁上，并限制血小板和凝血因子的活性，升高"好胆固醇"，抗氧化，有助于减少粥样斑块的形成，进而预防痛风并发冠心病。

低嘌呤、低热量食物搭配

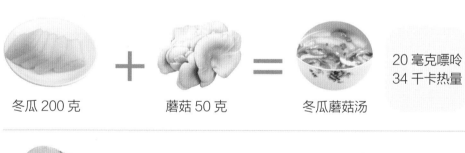

冬瓜 200 克　　蘑菇 50 克　　冬瓜蘑菇汤　　20 毫克嘌呤
34 千卡热量

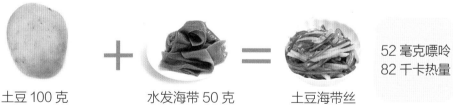

土豆 100 克　　水发海带 50 克　　土豆海带丝　　52 毫克嘌呤
82 千卡热量

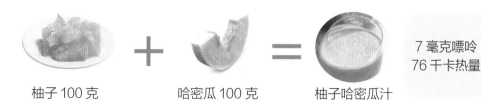

柚子 100 克　　哈密瓜 100 克　　柚子哈密瓜汁　　7 毫克嘌呤
76 千卡热量

低嘌呤、低热量食谱推荐

拍黄瓜

预防痛风合并冠心病

材料 黄瓜 250 克。

调料 盐 2 克，蒜末、陈醋、香菜末各
5 克，香油适量。

做法

1 黄瓜洗净，用刀拍至微碎，切成块状。

2 黄瓜块置于盘中，加盐、蒜末、陈醋、
香菜末和香油拌匀即可。

这道菜用凉拌的烹调方式减少了
脂肪的摄入量，还有调节血脂的作用，
有助于预防痛风合并冠心病。

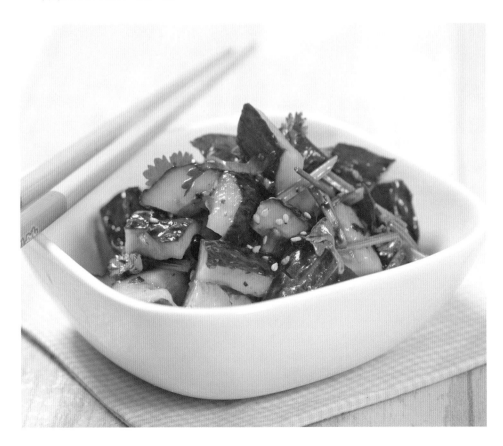

痛风合并／并发肾病的饮食方案

三餐饮食原则

防止嘌呤摄入过多

摄入过多的嘌呤，会增加血液中的尿酸含量，从而为肾结石以及尿道结石埋下隐患，因此，在日常饮食中要避免嘌呤摄入过多。

在进食肉类、水产类时，应将其切块，用热水先焯一下，再选择吃肉质部分，其他部位（如内脏、鱼子等）不吃，鱼汤或肉汤也不喝，这对控制嘌呤的摄入很有意义。

另外，吃肉类食物时，搭配一些青菜、海藻等能够促进尿酸排出的食物，有助于降低血尿酸水平。

多吃给肾脏排毒的食物

肾脏是人体重要的排毒器官，它可过滤血液中的毒素和蛋白质分解后产生的废料，并通过尿液排出体外。日复一日，年复一年，我们的肾脏行使职责，不断为身体排毒。时间长了，肾脏也需要排毒。痛风合并／并发肾病患者应多吃柠檬、冬瓜、绿叶菜、樱桃等食物，帮助排出泌尿系统中的毒素，辅助人体排出尿酸。

及时补充水分

对于痛风所引起的肾病而言，主要是因痛风结石沉积在肾脏所致，多喝水有助于减少痛风结石。因此，痛风合并／并发肾病患者需要及时补水，尤其是夏季和运动以后。随身携带方便易拿的瓶装水，对经常外出的肾病患者而言，看似很普通，其实有很好的补水和预防缺水的作用。

专家指导

咸入肾——咸味食物善养肾

中医认为冬季对应"肾"，而酸、苦、甘、辛、咸五味中的咸入肾，咸味有补益阴血等作用。于是，根据"秋冬养阴""冬季养肾"的原则，冬季可适量吃点咸味食品，如海带、海蜇等，可起到养肾防寒的功效。但一定要注意适度。

三餐食物选择

宜选食材	适量吃食材	不吃或少吃食材
蔬菜类	黄瓜、土豆、茄子、南瓜、竹笋、洋葱、番茄、白菜、胡萝卜等	—
水果类	葡萄、樱桃、苹果、西瓜、香蕉、荔枝、猕猴桃、葡萄等	—
谷薯豆类	精白米、富强粉、全麦粉、燕麦、糙米、高粱米、红薯等	—
蛋奶类	牛奶、酸奶、鸡蛋	蛋黄
菌藻类	水发海带、水发银耳、水发黑木耳	香菇
肉类	动物瘦肉	动物内脏、肥肉、鸡皮、香肠、腊肠、肉汤等
水产类	海蜇、海参、鳝鱼	青鱼、带鱼、螃蟹等

早餐前喝 150 ~ 200 毫升温水

早餐前喝杯水，既补充了人体细胞水分，也降低了血液黏稠度，还可稀释尿液、减少晶体沉淀、冲洗尿路、排出尿酸和微小结石，防治痛风合并/并发肾病。

虽然说早上喝水的选择有很多，但是白开水仍然是最好的。它是天然状态的水经过多层净化后煮沸而来，水中还有钙、镁等矿物质类。

建议痛风合并/并发肾病患者在刷牙后早餐前喝温开水，即烧开的水自然冷却至30 ~ 35℃，一般喝着不烫嘴，肠胃不感觉刺激即可。早晨空腹喝水不宜多饮，一杯150 ~ 200毫升的温开水足以达到保健效果。

午餐主食要多样

痛风合并/并发肾病患者的午餐最好每天选择两种以上主食，优先选择具有补肾功效的主食，这样更有利于平衡膳食，保证营养充足和肾脏健康。如大米小米饭＋豆沙包、大米小米饭＋肉包、米饭＋煮玉米等。一般午餐75 ~ 125克主食可满足多数人的需要。

晚餐不宜太晚

进食晚餐的最佳时间是 18 点左右，最晚也不要超过 20 点。如果晚餐吃得太晚，比如到晚上八九点钟才进食，排尿高峰便在凌晨零点以后，此时人睡得正香，高浓度的钙盐与尿液在尿道中滞留，与尿酸结合生成草酸钙，当其浓度较高时，在正常体温下可析出结晶并沉淀、积聚，形成肾结石。

加餐选择低嘌呤、补肾零食

大多数的天然健康加餐食品是水果、坚果。有些坚果具有补肾功效，但是脂肪含量较高，所以我们对加餐食品要擦亮双眼进行选择。适合痛风合并/并发肾病患者食用的加餐食品包括绝大多数水果及板栗、杏仁、核桃等。坚果热量较高，一天吃 20 ~ 40 克即可，不要大量吃，否则会增加肥胖的机会。

低嘌呤、低热量食物搭配

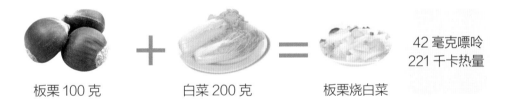

板栗 100 克　+　白菜 200 克　=　板栗烧白菜　42 毫克嘌呤　221 千卡热量

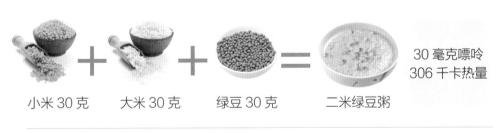

小米 30 克　+　大米 30 克　+　绿豆 30 克　=　二米绿豆粥　30 毫克嘌呤　306 千卡热量

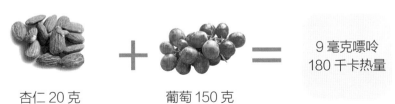

杏仁 20 克　+　葡萄 150 克　=　9 毫克嘌呤　180 千卡热量

低嘌呤、低碳水化合物食谱推荐

胡萝卜烩木耳

预防痛风合并 / 并发肾病

材料 胡萝卜片200克, 水发黑木耳50克。

调料 姜末、葱末、盐、白糖各3克,
生抽10克, 香油、植物油各少许。

做法

1 锅置火上, 倒油烧至六成热, 放入
姜末、葱末爆香, 下胡萝卜片、黑
木耳翻炒。

防治痛风功效

胡萝卜和水发黑木耳的嘌呤含量都
不高, 并且胡萝卜具有强肾作用, 水发
黑木耳可以促进尿酸的排泄, 两者搭配
的这道菜可以预防痛风合并/并发肾病。

2 加入生抽、盐、白糖翻炒至熟, 点
香油调味即可。

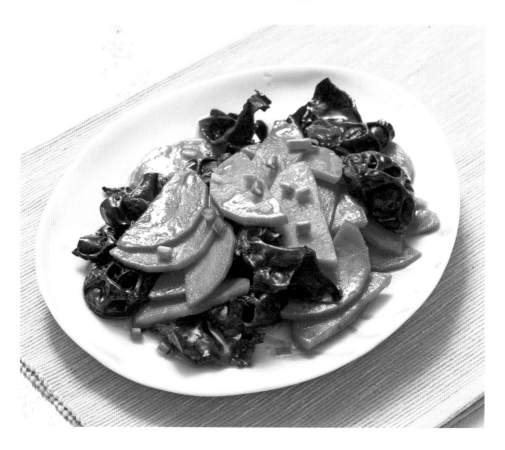

三餐适当多吃黑色补肾食物，降尿酸、减疼痛

专题

中医理论中有"五色入五脏"之说，也就是说，不同颜色的食物，养生保健的功效是不同的。绿色养肝，红色补心，黄色益脾胃，白色润肺，黑色补肾。黑色食物可增强肾脏功能，使尿酸顺利排泄，延缓尿酸结晶引起的肾脏功能衰竭。黑色食品主要有黑米、黑豆、黑芝麻、黑木耳、海带等。

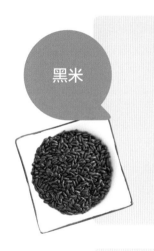

黑米

黑米又叫药米、长寿米，有滋阴补肾、健身暖胃、明目活血、清肝润肠、补肺益精等功效，对头昏目眩、贫血、腰膝酸软、夜盲、耳鸣等疗效较佳。长期食用可延年益寿。

黑米最适合熬粥，熬粥前宜用水浸泡。

泡前用冷水淘米，不要揉搓，且泡米水要与米同煮，以保存其中的营养成分。

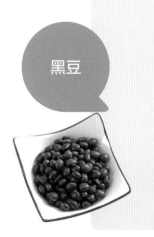

黑豆

中医认为，黑豆有滋阴补肾、利尿消肿、乌须黑发等功效，是强壮滋补的食品。黑豆还能活血解毒、软化血管。

适于制作豆浆，以及磨成豆泥制作点心等，深度加工能降低黑豆的嘌呤含量。

但要注意，急性肾炎、肾功能不全的痛风患者在饮食上要严格限制黄豆类食物的摄入，故而黑豆也在限制范围内。

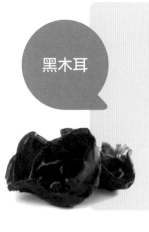

黑芝麻

黑芝麻味甘性平，有补益精血、润燥滑肠、活血脉、乌须发的功效。适用于中老年人肝肾不足、精血亏虚所致的头晕眼花、腰膝酸软、须发花白、肠燥便秘等病症。

服用时应炒熟研碎，有利于消化吸收。

每天食用量不可超过一大匙，否则反而易致脂溢性脱发。

黑木耳

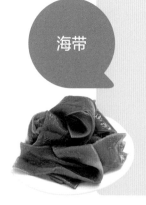

黑木耳富含纤维素，能很好地清除血管内的垃圾和致癌物质，预防心脑血管疾病，并且稀释结肠中的致癌物质，有助于预防结肠癌。黑木耳还有调节血糖、降低血液黏稠度、降低血胆固醇的作用。

黑木耳宜与蔬菜、荤菜搭配，炒、煮、煨、炖均可。

烹饪前应长时间泡发，并多清洗几次以去除杂质。

海带

中医认为，海带性寒味咸，具有散结消痰、平喘利水、祛脂降压等功效，可辅助治疗咳喘、水肿、高血压等病症。海带中还含有大量的多不饱和脂肪酸和植物纤维，可以降低血液黏稠度，减少血管硬化，常食可长寿。

吃海带前要先用水浸泡，一般用清水浸泡6小时左右，浸泡时间不宜过长。

常见食物嘌呤含量一览表

（单位：毫克/100 克）

谷薯类及豆类

食物	嘌呤含量	食物	嘌呤含量	食物	嘌呤含量
黑豆	137	大豆	27	芋头	10
燕麦	94	薏米	25	高粱米	10
绿豆	75	糙米	22	玉米	9
豆腐干	67	面条	20	小米	7
豆腐	56	大米	18	土豆	6
米糠	54	糯米	18	红薯	6
红豆	53	面粉	17		
豆浆	28	小麦	12		

水果、坚果类

食物	嘌呤含量	食物	嘌呤含量	食物	嘌呤含量
腰果	81	李子	4	香蕉	1
花生	79	哈密瓜	4	西瓜	1
板栗	35	椰子	4	鸭梨	1
杏仁	32	柠檬	3	葡萄	1
樱桃	17	橘子	3	菠萝	1
核桃	8	芒果	2	苹果	1
红枣	6	木瓜	2		
番茄	4	桃子	1		

蔬菜、菌藻类

食物	嘌呤含量	食物	嘌呤含量	食物	嘌呤含量
紫菜	274	雪里蕻	24	胡萝卜	9
海带	97	茄子	14	木耳	9
金针菇	61	菠菜	13	青椒	9
大蒜	38	白菜	13	西葫芦	7
油菜	30	丝瓜	11	洋葱	4
蘑菇	28	苦瓜	11	冬瓜	3
韭菜	25	白萝卜	11	黄瓜	3
菜花	25	芹菜	10	南瓜	3

水产、肉蛋奶类

食物	嘌呤含量	食物	嘌呤含量	食物	嘌呤含量
鸭肝	302	鸡胸肉	137	牛肉	84
鸡肝	294	鲤鱼	137	梭子蟹	82
牡蛎	239	猪肾	133	猪血	12
鲢鱼	202	猪肚	132	海蜇皮	9
猪肝	170	猪瘦肉	123	海参	4
鸭心	147	羊肉	112	鸡蛋白	4
草鱼	140	兔肉	108	鸡蛋黄	3
虾	138	鳝鱼	93	牛奶	1

常见食物热量表

谷薯豆类

食物	分量	热量（千卡）
腐竹（干）	100 克	461
豆腐皮	100 克	410
粉丝	100 克	338
烙饼	100 克	259
馒头（标准粉）	1 个（100 克）	233
烧卖	100 克	220
花卷	100 克	214
小笼包	5 个（100 克）	206
豆沙包	1 个（50 克）	160
香干	100	147
素水饺	10 个（100 克）	142
肉包	1 个（50 克）	140
腐乳（白）	100	135
粉皮	100 克	62
米饭	1 碗（50 克）	58
凉粉	100 克	38
皮蛋瘦肉粥	1 碗（50 克）	27
豆腐脑	100	15

水果类

食物	分量	热量（千卡）
香蕉	100 克	93
桃	100 克	51
梨	100 克	50
苹果（红富士）	100 克	49
橙子（中等）	1 个（100 克）	48
菠萝	100 克	44
橘子	100 克	44
柚子	1 个（100 克）	42
杏	100 克	38
柠檬	100 克	37
芒果（中等）	100 克	35
哈密瓜	100 克	34
草莓	100 克	32
西瓜	100 克	26

肉蛋类

食物	分量	热量（千卡）
猪肥肉	100	807
香肠	100	508
熟猪蹄	100	260
烤鸡	100	240
烧鸭	100	231
咸鸭蛋	100	190
鸡腿	100	181
鸡蛋	100	144
牛肉（瘦）	100	106

蔬菜类

食物	分量	热量（千卡）
红薯	100	102
土豆	100	77
洋葱	100	40
南瓜	100	23
芹菜	100	22
苦瓜	100	22
番茄	100	20
白菜	100	18
冬瓜	100	12

零食类

食物	分量	热量（千卡）
核桃（干）	100 克	646
薯片	100 克	548
大杏仁	18 粒（100 克）	540
爆米花	100 克	387
葡萄干	100 克	344
桂圆肉（干）	100 克	317
蚕豆	12 粒（100 克）	111
鸡蛋	100	144
牛肉（瘦）	100	106

调味品类

品种	分量	热量（千卡）
冰糖	100 克	397
红糖	100 克	389
豆瓣酱（辣油）	100 克	180
沙拉酱	1 匙（15 克）	109
色拉油	1 匙（10 克）	90
苹果酱	1 匙（15 克）	42
番茄酱	1 匙（15 克）	12
酱油	1 匙（6 克）	4